Introducción

¿Sientes que tu mente no para de dar vueltas, atrapada en pensamientos constantes que te alejan del aquí y ahora? Este libro es para ti. Explora cómo dejar de pensar demasiado, un hábito mental que, aunque común, puede ser debilitante si no aprendemos a controlarlo. Aquí encontrarás el conocimiento y las herramientas para comprender por qué piensas en exceso, cómo afecta a tu bienestar emocional y cómo puedes liberarte de este patrón.

Al adentrarte en sus capítulos, aprenderás a reconocer las causas ocultas detrás de la sobrecarga mental: la necesidad de controlar, el miedo al futuro y las creencias que alimentan esta espiral de pensamientos. Descubrirás estrategias prácticas para desactivar el pensamiento excesivo, como ejercicios de atención plena y técnicas para gestionar el estrés, que no solo reducirán la ansiedad, sino que también te permitirán vivir con más claridad y equilibrio.

Te guiaremos para que transformes el diálogo interno que te frena, fortaleciendo tu autocompasión y ayudándote a dejar de lado la búsqueda de perfección. Con cada capítulo, te acercarás a una vida en la que puedes hacer espacio para la paz mental, disfrutar del presente y construir una relación más saludable con tus pensamientos. Prepárate para deshacerte de los patrones que sobrecargan tu mente y para vivir con una serenidad que, hasta ahora, parecía fuera de tu alcance.

Índice del libro

Comprendiendo el Ciclo de Pensamiento Excesivo

El ciclo del pensamiento excesivo es una trampa mental en la que muchas personas se encuentran atrapadas sin saber cómo salir. A menudo, este ciclo comienza con una pequeña preocupación o idea que, en lugar de resolverse, se agranda y multiplica. Cuando permitimos que las dudas, miedos y preocupaciones tomen protagonismo en nuestra mente, entramos en un estado en el que la reflexión se convierte en un bucle interminable, generando inquietud, ansiedad y agotamiento emocional. Pero ¿qué es exactamente el pensamiento excesivo y por qué parece tan difícil detenerlo?

Para comprender a fondo este ciclo, es fundamental reconocer cómo empieza y cuáles son sus componentes. En general, el pensamiento excesivo no surge de la nada. Parte de una percepción o evento que activa ciertos patrones mentales arraigados. Estos patrones, muchas veces, se fortalecen por experiencias previas, creencias limitantes y la constante búsqueda de certeza en un mundo que siempre presenta algún nivel de incertidumbre.

Un aspecto importante del pensamiento excesivo es la rumiación. Esta tendencia a revisar y analizar repetidamente eventos o situaciones es común y, hasta cierto punto, humana. Sin embargo, cuando la rumiación se vuelve habitual, en lugar de ayudarnos a encontrar soluciones, nos mantiene anclados en pensamientos pasados que pueden no tener una resolución clara. Este ciclo de revisar el pasado y preocuparse por el futuro desgasta nuestra capacidad para tomar decisiones y vivir el presente de manera plena.

El ciclo del pensamiento excesivo también se caracteriza por la anticipación negativa. Cuando pensamos demasiado, solemos imaginarnos escenarios futuros de manera pesimista, a menudo visualizando todos los posibles problemas y obstáculos. Esta forma de anticipación no se centra en la resolución, sino en la acumulación de preocupaciones, que sólo intensifican la ansiedad. Así, en lugar de planificar con una mentalidad constructiva, el pensamiento excesivo nos hace dudar de nuestras decisiones y nos impulsa a posponer la acción, atrapándonos en una especie de parálisis mental.

Un factor clave que contribuye a este ciclo es la ilusión de control. Las personas que tienden a pensar demasiado a menudo sienten que, si analizan lo suficiente cada detalle, podrán prevenir cualquier error o evitar toda incertidumbre. Sin embargo, el exceso de pensamiento rara vez nos proporciona el control que deseamos. En cambio, nos vuelve más inseguros y vulnerables, ya que cualquier error o imprevisto se percibe como un fallo personal, alimentando aún más la necesidad de pensar sin fin.

Para romper este ciclo, el primer paso es reconocer cómo se ve y cómo se siente el pensamiento excesivo. Generalmente, incluye síntomas como dificultad para concentrarse, agotamiento mental, tensión muscular, y un constante "run-run" de pensamientos en la mente. Esta autopercepción es importante porque, al identificar los signos de exceso de pensamiento, podemos hacer una pausa consciente y decidir cómo queremos reaccionar.

Otro aspecto esencial es comprender que el pensamiento excesivo no es productivo. Aunque nuestra mente nos engañe haciéndonos creer que reflexionar mucho es útil, el análisis excesivo en realidad nos separa de las soluciones. Nos mantiene atascados en el problema y no en la acción. Por ello, al enfrentarnos al ciclo de pensamiento excesivo, debemos preguntarnos si estamos realmente avanzando hacia una solución o simplemente dándole vueltas a los mismos pensamientos.

Una estrategia para abordar este ciclo es practicar el desapego mental. En lugar de identificarnos con cada pensamiento que surge, podemos empezar a observar nuestros pensamientos como eventos transitorios que no definen quiénes somos ni qué vamos a hacer. Esta técnica es una de las bases de la atención plena, y puede ayudarnos a ver los pensamientos con una mayor objetividad, reduciendo la intensidad emocional que suelen acarrear.

Parte de este proceso incluye también el aceptar la incertidumbre. Una de las razones por las que caemos en el ciclo de pensamiento excesivo es nuestro deseo de saber con certeza qué ocurrirá en el futuro. Sin embargo, esta expectativa es poco realista y genera un estrés innecesario. Aceptar que no siempre tendremos todas las respuestas y que la incertidumbre es una parte natural de la vida puede aliviar la presión que sentimos y reducir la necesidad de pensar constantemente en cada detalle.

Para evitar el ciclo de pensamiento excesivo, es fundamental fomentar el hábito de la toma de decisiones y la acción. A menudo, el exceso de pensamiento surge cuando posponemos decisiones, con la esperanza de obtener claridad antes de actuar. Sin embargo, la claridad rara vez llega desde la inacción. Tomar decisiones, aunque sean pequeñas, nos permite avanzar y salir del estancamiento mental. Cada vez que tomamos una decisión, disminuimos la carga de pensamientos no resueltos y recuperamos algo de control sobre nuestra vida.

Otro componente importante es desarrollar la autocompasión. La autocrítica severa es una de las causas del pensamiento excesivo, ya que, al ser demasiado duros con nosotros mismos, analizamos en exceso cada error y cada fallo, temiendo que otros nos juzguen de la misma forma en que nos juzgamos nosotros. La autocompasión nos ayuda a soltar la idea de perfección y nos permite aceptar que, como seres humanos, cometeremos errores y tendremos incertidumbres, y eso está bien.

Establecer límites mentales también es útil para frenar el ciclo de pensamiento excesivo. Así como limitamos el tiempo en actividades físicas o laborales, podemos fijar momentos específicos en el día para reflexionar sobre nuestros problemas y dejar de lado ese análisis cuando terminemos. Este tipo de límites puede ayudarnos a reducir el hábito de revisar pensamientos a cualquier hora, disminuyendo así el agotamiento mental.

El ciclo de pensamiento excesivo también se alimenta de nuestro entorno, y reconocerlo nos permitirá hacer ajustes. Si bien algunas influencias externas, como noticias alarmantes o conversaciones negativas, son inevitables, es importante tomar decisiones conscientes sobre lo que dejamos entrar en nuestra mente. Rodearnos de contenido positivo y constructivo, personas que nos animen a pensar de manera realista y actividades que nos saquen del bucle de pensamientos pueden hacer una gran diferencia.

La práctica de la gratitud es otro recurso que puede ser efectivo para detener el ciclo de pensamiento excesivo. A menudo, nuestros pensamientos se centran en lo que falta, lo que está mal o lo que podría salir mal. Al incorporar un momento diario para reflexionar sobre las cosas por las que estamos agradecidos, desplazamos el foco de la mente hacia aspectos positivos y nos recordamos que, a pesar de las dificultades, también existen elementos buenos en nuestra vida.

Por último, adoptar una visión más amplia de nuestras preocupaciones puede ayudarnos a ponerlas en perspectiva y reducir la intensidad del ciclo de pensamiento excesivo. Preguntarnos si este problema será relevante en cinco o diez años, o si estamos exagerando su importancia, puede ayudar a limitar la cantidad de tiempo y energía que dedicamos a ciertas preocupaciones.

En resumen, el ciclo de pensamiento excesivo es una combinación de patrones mentales y emocionales que nos mantienen atrapados en el análisis constante, alimentado por miedos, inseguridades y la necesidad de control. Sin embargo, al entender cómo funciona este ciclo, podemos tomar medidas concretas para romperlo y recuperar el control sobre nuestra mente y nuestras emociones. Practicando la autocompasión, la atención plena, el desapego y la toma de decisiones, podemos aprender a detener el pensamiento excesivo y vivir con una mayor paz y claridad.

Reconociendo el Impacto del Pensamiento en la Ansiedad y el Estrés

El pensamiento excesivo es una de las principales causas de ansiedad y estrés en nuestra vida moderna. A medida que nos enfrentamos a situaciones que requieren reflexión, planificación y resolución, nuestra mente puede fácilmente sobrecargarse, creando una serie de pensamientos que, en lugar de ayudarnos, nos impiden encontrar una solución y nos hunden en un ciclo de angustia. La relación entre el pensamiento excesivo, la ansiedad y el estrés no es casual. En realidad, estos tres factores están estrechamente entrelazados y se alimentan mutuamente, generando una dinámica mental y emocional que, si no se gestiona, puede tener efectos profundos en nuestro bienestar y nuestra capacidad de vivir el presente.

Para comprender esta relación, es fundamental explorar cómo el pensamiento actúa como un catalizador de la ansiedad y el estrés. El proceso comienza con una preocupación o problema que despierta nuestra atención. A nivel evolutivo, el ser humano está diseñado para analizar y resolver situaciones con el fin de evitar amenazas y maximizar la seguridad. Sin embargo, en el contexto de la vida actual, muchos de los problemas que enfrentamos no se pueden resolver de inmediato, y en lugar de reducir el pensamiento a los elementos necesarios para tomar acción, dejamos que la mente construya un entramado de ideas, interpretaciones y preocupaciones. Esta tendencia a ampliar el problema en lugar de limitarlo a lo que realmente podemos gestionar es una de las principales causas del pensamiento excesivo.

Cuando permitimos que los pensamientos se apoderen de nuestra mente sin limitarlos, entramos en un ciclo en el que las preocupaciones desencadenan ansiedad. La ansiedad, en este sentido, es una respuesta natural a la sensación de que algo está fuera de control o de que existe una amenaza para nuestro bienestar. Sin embargo, cuando esta respuesta es activada por pensamientos que exageran la amenaza o anticipan consecuencias catastróficas, la ansiedad se intensifica, y en lugar de ser una señal útil para nuestra supervivencia, se convierte en una barrera para la tranquilidad y la funcionalidad.

La conexión entre el pensamiento y la ansiedad se hace evidente cuando analizamos la frecuencia con la que nuestros pensamientos se centran en el futuro y en los posibles problemas que pueden surgir. Este enfoque en el "qué pasaría si" es una característica del pensamiento ansioso, y a menudo, la mente se pierde en escenarios que no son reales, pero que generan las mismas respuestas físicas y emocionales que si realmente estuvieran ocurriendo. Este fenómeno es conocido como anticipación negativa, y es uno de los motores principales del estrés crónico. Al preocuparnos constantemente por lo que podría salir mal, nuestra mente y cuerpo se preparan para responder a estas amenazas, incluso si son puramente imaginarias.

Además de la anticipación negativa, otro factor que vincula el pensamiento excesivo con la ansiedad y el estrés es el juicio interno. Muchas personas caen en la trampa de juzgar sus pensamientos y sentimientos de manera crítica, especialmente cuando experimentan ansiedad. En lugar de reconocer la ansiedad como una emoción normal, se sienten avergonzados o frustrados, pensando que deberían ser capaces de controlarla. Este juicio negativo alimenta la ansiedad y el estrés, ya que cada vez que intentan liberarse de estos sentimientos, se sumergen más en un ciclo de autocrítica y frustración. La mente, en lugar de calmarse, se activa aún más, generando pensamientos que fortalecen la sensación de amenaza y la respuesta ansiosa.

La autocrítica es, por lo tanto, una pieza clave en el ciclo de pensamiento ansioso. Cuando alguien se siente ansioso y no logra encontrar una salida a sus pensamientos, es común que empiece a cuestionarse y dudar de sus capacidades para manejar la situación. Este tipo de pensamientos generan una espiral de autodesconfianza que incrementa aún más la ansiedad y el estrés, perpetuando el ciclo del pensamiento excesivo. En lugar de resolver el problema, el individuo se siente cada vez más atrapado en sus pensamientos y menos capaz de tomar decisiones efectivas para mejorar su situación.

Otro aspecto importante que debemos considerar al explorar el impacto del pensamiento en la ansiedad y el estrés es la tendencia humana a evitar el malestar. En lugar de enfrentarse directamente a una situación o emoción difícil, muchas personas optan por eludirla, buscando distracciones o posponiendo la acción necesaria. Esta evitación puede parecer un alivio momentáneo, pero en realidad, intensifica el ciclo de pensamiento ansioso. Al no abordar el problema, los pensamientos regresan con más fuerza, recordándonos constantemente que hay algo pendiente y que deberíamos estar resolviéndolo. Este patrón de evitación contribuye al estrés y la ansiedad, ya que la mente percibe que existe una amenaza inminente y se mantiene en alerta.

La relación entre el pensamiento y el estrés también se manifiesta en la forma en que nuestra mente responde a las exigencias externas. En la vida cotidiana, estamos expuestos a múltiples fuentes de estrés, como el trabajo, las relaciones personales y las responsabilidades familiares. Cuando enfrentamos estos desafíos, la mente puede caer fácilmente en la trampa del pensamiento excesivo, analizando cada detalle y evaluando todos los posibles desenlaces. Esta tendencia a sobreanalizar no solo nos desgasta mentalmente, sino que también agota nuestra capacidad de manejar el estrés de manera saludable. A medida que los pensamientos se acumulan, el estrés aumenta, creando una sensación de presión que, con el tiempo, puede tener efectos negativos en nuestra salud física y emocional.

Es importante destacar que el pensamiento excesivo también afecta el sueño, un factor clave en la gestión del estrés. Cuando la mente está sobrecargada de preocupaciones, es común que tengamos dificultad para relajarnos y conciliar el sueño. Esta falta de descanso profundiza aún más la relación entre el pensamiento, la ansiedad y el estrés, ya que el cuerpo no tiene oportunidad de recuperarse y la mente se vuelve más propensa a caer en el ciclo de pensamiento ansioso. Sin un sueño reparador, enfrentamos los desafíos del día con menos recursos mentales y emocionales, lo que nos hace más vulnerables a los efectos del estrés.

Para romper este ciclo y reducir el impacto del pensamiento en la ansiedad y el estrés, es esencial adoptar estrategias que nos permitan tomar control de nuestra mente y reducir la intensidad de nuestros pensamientos. Una de estas estrategias es la práctica de la atención plena, que nos ayuda a observar los pensamientos sin identificarnos con ellos. Cuando practicamos la atención plena, aprendemos a ver los pensamientos como eventos temporales en lugar de realidades inmutables, y esto nos permite reducir la carga emocional que solemos asociar a ellos.

Otra técnica útil es el enfoque en el presente. En lugar de anticipar el futuro o analizar el pasado, podemos entrenar nuestra mente para concentrarse en el momento actual. Este enfoque reduce la necesidad de pensar en exceso y nos ayuda a reducir la ansiedad, ya que la mayoría de las preocupaciones que experimentamos están relacionadas con eventos futuros que podrían o no ocurrir. Al permanecer en el presente, evitamos la creación de escenarios mentales que generan ansiedad y estrés.

También es importante practicar la autocompasión, especialmente cuando nos enfrentamos a emociones difíciles. La autocompasión nos permite reconocer nuestras dificultades sin juzgarnos y nos ayuda a reducir la autocrítica que suele acompañar al pensamiento ansioso. En lugar de criticarnos por sentir ansiedad, podemos aceptar estos sentimientos como parte de nuestra experiencia humana y darnos permiso para sentirnos vulnerables. Esta aceptación nos ayuda a reducir el estrés y nos permite manejar nuestras emociones de manera más saludable.

Además, establecer límites mentales es fundamental para reducir el impacto del pensamiento en la ansiedad y el estrés. Podemos decidir conscientemente cuándo y cuánto tiempo queremos dedicar a pensar en un problema, evitando que los pensamientos ocupen toda nuestra atención. Por ejemplo, si nos preocupa una situación en el trabajo, podemos fijar un tiempo específico para reflexionar sobre ello y luego redirigir nuestra atención a otras actividades. Esta práctica de limitar el tiempo de pensamiento nos ayuda a reducir la sobrecarga mental y nos permite liberar espacio para el descanso y el bienestar.

Por último, es importante recordar que no todos los pensamientos son igual de importantes. A veces, la mente genera pensamientos automáticos que no reflejan la realidad y que, en lugar de ayudarnos, nos dificultan el bienestar. Podemos aprender a cuestionar estos pensamientos y evaluar su validez, preguntándonos si realmente merecen nuestra atención. Al desarrollar esta habilidad, reducimos la tendencia a identificarnos con cada pensamiento que surge y fortalecemos nuestra capacidad para mantenernos centrados en lo que realmente importa.

En conclusión, el pensamiento tiene un impacto profundo en la ansiedad y el estrés, y es fundamental aprender a gestionar nuestra mente para reducir estos efectos. A través de prácticas como la atención plena, el enfoque en el presente, la autocompasión y el establecimiento de límites mentales, podemos romper el ciclo del pensamiento ansioso y vivir con mayor paz y claridad.

Las Raíces del Pensamiento Excesivo: Miedos y Creencias Limitantes

El pensamiento excesivo es una trampa mental en la que caen muchas personas. Aunque puede parecer un proceso normal en el que reflexionamos sobre nuestras experiencias o evaluamos decisiones importantes, el pensamiento excesivo va más allá: es una forma de obsesión mental en la que nuestra mente no para de trabajar, examinando cada aspecto y posible desenlace de las situaciones. Las raíces de este fenómeno están profundamente vinculadas a los miedos y las creencias limitantes que acumulamos a lo largo de nuestra vida. Estos factores alimentan el ciclo de pensamiento excesivo, manteniéndonos atrapados en un estado constante de análisis, dudas y, en muchos casos, parálisis. Comprender las fuentes de estos pensamientos es esencial para romper este ciclo y encontrar una forma de pensar que nos permita avanzar con confianza y claridad.

Los miedos son una de las principales raíces del pensamiento excesivo. A menudo, estos temores no son evidentes ni se presentan de manera consciente; en cambio, se manifiestan en forma de inquietudes persistentes o pensamientos que parecen fuera de nuestro control. Por ejemplo, el miedo al fracaso puede hacer que nos sintamos obligados a repasar una y otra vez nuestras decisiones, buscando la certeza absoluta de que no cometeremos un error. Este deseo de evitar el fracaso puede ser tan fuerte que, en lugar de motivarnos a tomar acción, nos lleva a la duda y a la procrastinación, ya que tememos que cualquier paso en falso nos lleve al fracaso que tratamos desesperadamente de evitar. Este patrón mental se convierte en un obstáculo que nos impide tomar decisiones efectivas y aprender de nuestros errores, manteniéndonos en un ciclo de inacción.

Otro miedo común que alimenta el pensamiento excesivo es el miedo al rechazo. En muchas personas, este temor se desarrolla desde una edad temprana y se refuerza a medida que crecen. La búsqueda de aceptación y validación es una necesidad natural del ser humano; sin embargo, cuando este deseo de aceptación se convierte en una preocupación obsesiva, puede alimentar el pensamiento excesivo. Las personas que temen ser rechazadas o juzgadas suelen analizar cada interacción social al detalle, buscando señales de aprobación o rechazo. Este análisis exhaustivo de las palabras y las expresiones de los demás no solo es agotador, sino que también puede llevar a interpretaciones erróneas y a un sentimiento de inseguridad constante. Al final, el miedo al rechazo se convierte en una barrera que impide que la persona se sienta cómoda y segura en sus relaciones.

El miedo a lo desconocido es otro factor importante en el desarrollo del pensamiento excesivo. A diferencia del miedo al fracaso o al rechazo, el miedo a lo desconocido es un temor más abstracto que puede surgir en una amplia variedad de situaciones. Este miedo está basado en la incertidumbre y en la falta de control que sentimos cuando enfrentamos situaciones nuevas o impredecibles. La mente humana, en su intento por protegernos, intenta llenar estos vacíos de información, generando escenarios y desenlaces que nos permiten "prepararnos" para cualquier eventualidad. Sin embargo, esta preparación mental no siempre es útil; de hecho, en muchos casos, solo aumenta nuestro nivel de ansiedad y nos lleva a un estado de preocupación constante por cosas que probablemente nunca sucedan.

Además de los miedos, las creencias limitantes desempeñan un papel crucial en el desarrollo del pensamiento excesivo. Estas creencias son ideas rígidas y restrictivas que tenemos sobre nosotros mismos, los demás y el mundo que nos rodea. Estas creencias suelen estar tan arraigadas en nuestra mente que operan de manera automática, moldeando nuestra percepción y nuestra respuesta a las situaciones. Por ejemplo, una persona que tiene la creencia de que "nunca soy lo suficientemente bueno" puede dudar constantemente de sus habilidades y decisiones, lo que la lleva a un estado de análisis perpetuo. Esta necesidad de perfección y validación interna refuerza el ciclo de pensamiento excesivo, ya que la persona siente que siempre necesita hacer más para alcanzar un estándar que en realidad es inalcanzable.

La creencia de que "todo debe salir perfecto" es otra raíz común del pensamiento excesivo. Muchas personas se ven atrapadas en esta creencia, pensando que cualquier error o imperfección es inaceptable. Esta mentalidad de perfección genera un temor constante a cometer errores y, en consecuencia, una tendencia a repasar cada detalle una y otra vez. El perfeccionismo puede parecer una cualidad positiva, pero en realidad, cuando se convierte en una expectativa rígida, se convierte en una fuente de estrés y agotamiento mental. Las personas que buscan la perfección en cada aspecto de sus vidas suelen experimentar niveles altos de ansiedad, ya que sienten que cualquier mínimo fallo puede arruinar sus esfuerzos. Esta necesidad de control y perfección las mantiene en un estado constante de pensamiento excesivo, en el que cada decisión se analiza y se reconsidera en un intento de minimizar el margen de error.

Otro ejemplo de creencias limitantes que contribuyen al pensamiento excesivo es la creencia de que "debo complacer a los demás para ser aceptado". Esta creencia genera una presión constante para adaptarse a las expectativas de los demás y evitar cualquier comportamiento o decisión que pueda causar conflicto o desaprobación. Las personas que creen que deben complacer a los demás suelen analizar en exceso sus palabras y acciones, buscando maneras de evitar cualquier tipo de rechazo o crítica. Esta necesidad de agradar a todos los lleva a invertir grandes cantidades de tiempo y energía en evaluar cada interacción, lo que a menudo los lleva a perder de vista sus propios deseos y necesidades. El resultado es un ciclo de pensamiento excesivo que les impide ser auténticos y confiar en sí mismos.

La combinación de miedos y creencias limitantes crea un entorno mental en el que el pensamiento excesivo se convierte en una forma de vida. La mente está constantemente ocupada evaluando, analizando y anticipando, y este proceso no solo es agotador, sino que también impide que las personas disfruten del presente. En lugar de vivir el momento, están atrapadas en un flujo interminable de pensamientos sobre lo que podría suceder o lo que ya ha sucedido, lo que limita su capacidad para experimentar la paz y la alegría que solo se encuentran en el presente.

Para liberarse de este ciclo, es fundamental identificar y cuestionar los miedos y creencias limitantes que están en la raíz del pensamiento excesivo. La autoconciencia es el primer paso en este proceso, ya que nos permite observar nuestros pensamientos y emociones sin juzgarlos. Al darnos cuenta de los patrones de pensamiento que nos mantienen atrapados en el ciclo del pensamiento excesivo, podemos comenzar a cuestionar su validez y a explorar nuevas formas de vernos a nosotros mismos y al mundo.

El miedo al fracaso, al rechazo y a lo desconocido son miedos comunes que todos experimentamos en mayor o menor medida, pero es importante recordar que estos miedos no son reflejos exactos de la realidad. En muchos casos, nuestros temores son exageraciones o distorsiones de posibles riesgos que, en realidad, no representan una amenaza real. Al cuestionar estos miedos y recordarnos a nosotros mismos que el fracaso y el rechazo son oportunidades para aprender y crecer, podemos reducir la intensidad de nuestro pensamiento excesivo y encontrar la confianza para actuar.

Las creencias limitantes también pueden cuestionarse y transformarse. La creencia de que "todo debe salir perfecto" o que "debo complacer a los demás" puede reemplazarse por una mentalidad de autoaceptación y autenticidad. A medida que dejamos de lado estas creencias restrictivas, nos permitimos actuar con mayor libertad y sin el peso de expectativas inalcanzables. Este cambio de mentalidad nos permite reducir la necesidad de analizar cada detalle y nos permite vivir con más paz y confianza en nosotros mismos.

El proceso de liberarse del pensamiento excesivo no es fácil ni rápido, ya que implica desafiar ideas y patrones de pensamiento que han estado presentes en nuestra mente durante mucho tiempo. Sin embargo, a medida que tomamos conciencia de los miedos y creencias limitantes que alimentan el pensamiento excesivo, podemos dar pasos concretos para reducir su impacto en nuestra vida. Esto nos permite experimentar una forma de pensar más tranquila y equilibrada, en la que el análisis y la reflexión son herramientas útiles en lugar de obstáculos.

Al final, la verdadera libertad mental se encuentra en la capacidad de observar nuestros pensamientos sin identificarnos con ellos ni dejarnos arrastrar por ellos. Cuando comprendemos que los miedos y creencias limitantes son solo ideas y no verdades absolutas, podemos desarrollar una perspectiva más flexible y saludable que nos permite vivir con mayor paz y plenitud.

Rompiendo el Hábito de la Sobrecarga Mental

La sobrecarga mental es una de las barreras más comunes y persistentes en la búsqueda de paz y bienestar. Es el estado en el que nuestras mentes se llenan de pensamientos, preocupaciones y tareas al punto de sentirse abrumadas y sin espacio para la claridad. Este hábito no solo agota nuestros recursos mentales, sino que también afecta la calidad de nuestras decisiones, la creatividad y nuestra capacidad para disfrutar el presente. Superar la sobrecarga mental no es un proceso que ocurra de la noche a la mañana, pero es posible. Requiere identificar los factores que la desencadenan y trabajar activamente en cultivar prácticas que promuevan la calma y el equilibrio mental.

La sobrecarga mental a menudo tiene sus raíces en las demandas que ponemos en nosotros mismos y en las expectativas externas. Vivimos en un mundo que premia la productividad constante, el estar siempre ocupados y en movimiento. Se nos enseña a valorar la acción sobre la reflexión, a hacer en lugar de simplemente ser. Este enfoque contribuye al desarrollo de un ciclo de actividad mental incesante, en el que la mente siempre está ocupada procesando información, resolviendo problemas o anticipando situaciones futuras. La sobrecarga mental se convierte en un hábito cuando dejamos que este proceso continúe sin control, sin darnos cuenta de que podemos cambiar nuestra forma de pensar y vivir.

El primer paso para romper con la sobrecarga mental es reconocer sus señales. A veces, estamos tan acostumbrados a vivir en este estado que ni siquiera lo identificamos como un problema. La mente sobrecargada se manifiesta a través de la fatiga mental, la dificultad para concentrarse, el insomnio y, en muchos casos, una sensación de ansiedad constante. A menudo, estos síntomas se interpretan como resultados normales del "día a día", pero son indicativos de que nuestra mente está trabajando más allá de su capacidad saludable. Es esencial estar atentos a estas señales y aceptarlas como una llamada de atención, un recordatorio de que nuestra mente necesita descanso.

Uno de los elementos fundamentales para romper el hábito de la sobrecarga mental es reducir el flujo de información y estímulos a los que nos exponemos. En la era digital, tenemos acceso a una cantidad interminable de información que compite constantemente por nuestra atención. Noticias, redes sociales, correos electrónicos y aplicaciones de mensajería mantienen nuestra mente en un estado de alerta y hacen que se sienta como si siempre hubiera algo más por hacer o saber. Este flujo constante de estímulos hace que la mente no tenga la oportunidad de descansar, lo que incrementa la sobrecarga. Para aliviar este efecto, es útil establecer límites con el uso de dispositivos y seleccionar conscientemente el tipo de información que consumimos.

Otro factor importante para reducir la sobrecarga mental es aprender a manejar nuestras expectativas y exigencias. Muchas personas se imponen estándares de rendimiento o productividad extremadamente altos, creyendo que siempre deben estar ocupados para ser valiosos o exitosos. Esta autoexigencia genera una presión constante que incrementa la actividad mental, ya que siempre estamos pensando en lo que debemos hacer, en cómo podríamos hacerlo mejor o en qué nos falta por completar. Al replantearnos estas creencias y recordar que el valor personal no depende de nuestra productividad, comenzamos a liberarnos de la necesidad de estar siempre haciendo algo. Esto abre un espacio para el descanso mental y permite que nuestra mente se enfoque solo en lo que realmente es necesario.

La práctica de la atención plena, o mindfulness, es una herramienta poderosa para reducir la sobrecarga mental. La atención plena implica centrar nuestra conciencia en el momento presente, sin juzgar ni intentar cambiar nada. Nos permite observar nuestros pensamientos y emociones como simples eventos mentales, en lugar de identificarnos completamente con ellos. Al practicar mindfulness, podemos darnos cuenta de cuándo nuestra mente está a punto de sobrecargarse y hacer una pausa consciente para reducir el ritmo. La atención plena nos ayuda a dejar de lado la necesidad de controlar o resolver todo y nos permite descansar en el momento, lo cual alivia la tensión mental.

Establecer una rutina de descanso es esencial para romper el hábito de la sobrecarga mental. No se trata solo de dormir bien por la noche, sino de incorporar pausas a lo largo del día. La mente necesita periodos regulares de descanso para funcionar de manera óptima. Estas pausas pueden ser tan simples como desconectarse por unos minutos, respirar profundamente o dar un breve paseo. Estas prácticas, aunque parezcan insignificantes, tienen un gran impacto en nuestra salud mental, ya que permiten que la mente se reorganice y libere el exceso de carga que lleva acumulada.

La planificación y la organización de nuestras tareas también juegan un papel crucial en la reducción de la sobrecarga mental. Cuando llevamos una lista mental de todas las cosas que tenemos que hacer, nuestra mente trabaja constantemente para recordarlas y no olvidarlas. Este proceso consume una cantidad considerable de energía mental. Utilizar herramientas de organización, como listas de tareas o aplicaciones de planificación, nos ayuda a sacar esas tareas de nuestra mente y colocarlas en un lugar externo. Al liberar espacio mental, podemos concentrarnos en una tarea a la vez, sin sentirnos abrumados por todo lo que nos queda por hacer.

La práctica de la gratitud también puede ser una herramienta útil para reducir la sobrecarga mental. Cuando nos enfocamos en las cosas que apreciamos y valoramos, desplazamos nuestra atención de los problemas y preocupaciones constantes hacia lo positivo en nuestras vidas. La gratitud nos ayuda a ver las cosas desde una perspectiva más equilibrada y a recordar que, aunque tengamos desafíos o dificultades, también hay mucho por lo cual sentirnos agradecidos. Este cambio de enfoque mental es refrescante y nos ayuda a romper el ciclo de pensamientos negativos y agobiantes.

Para romper el hábito de la sobrecarga mental es también importante trabajar en nuestras habilidades de comunicación. Muchas veces, la mente se sobrecarga porque tratamos de resolver todos los problemas por nuestra cuenta o asumimos responsabilidades que en realidad no nos corresponden. Aprender a comunicar nuestras necesidades y límites a los demás, y a delegar cuando sea necesario, reduce el peso mental que llevamos. Esto no solo alivia la carga, sino que también fomenta un ambiente de apoyo mutuo en el que las tareas y preocupaciones se comparten, en lugar de ser llevadas únicamente por una persona.

Finalmente, es importante recordar que la sobrecarga mental no se desarrolla de un día para otro, y por lo tanto, deshacerse de ella tampoco es un proceso inmediato. Se trata de un cambio gradual en nuestra forma de vivir y de pensar, en el que aprendemos a priorizar nuestra salud mental y a tomar decisiones que nos beneficien a largo plazo. A medida que adoptamos estas prácticas y nos habituamos a una forma de vida más calmada y equilibrada, descubrimos que podemos vivir con mayor claridad y tranquilidad. La mente tiene un poder inmenso, y cuando aprendemos a cuidarla y darle el descanso que necesita, podemos liberar su potencial de una forma que nos enriquece y nos lleva a vivir una vida plena y satisfactoria.

Viviendo en el Presente: Introducción a la Atención Plena

Vivir en el presente es un concepto sencillo en teoría, pero en la práctica representa un reto para muchos. La mente humana tiende a divagar, a preocuparse por el futuro o a recordar el pasado, lo que nos aleja del único momento sobre el cual tenemos realmente control: el ahora. La práctica de la atención plena, o mindfulness, es un camino hacia la paz y la claridad mental, un método que nos permite anclar nuestra atención en el presente y reducir el peso de las preocupaciones, los miedos y los pensamientos intrusivos. Esta práctica, aunque derivada de tradiciones milenarias, ha ganado popularidad en la actualidad debido a los beneficios probados que ofrece para la salud mental y emocional.

La atención plena es una herramienta poderosa para disminuir el estrés y la ansiedad, mejorar nuestra concentración y fomentar una mayor satisfacción en nuestras vidas. Vivir en el presente no significa ignorar el pasado o dejar de planificar para el futuro, sino aprender a no dejarnos absorber por ellos. A través de la atención plena, podemos observar nuestros pensamientos y emociones sin juzgarlos ni aferrarnos a ellos, lo cual nos libera de los patrones de pensamiento negativo y nos permite actuar desde un lugar de calma y claridad.

El punto de partida para entender la atención plena es observar cómo funciona nuestra mente. Generalmente, la mente está en constante movimiento, saltando de un pensamiento a otro, preocupándose por situaciones que aún no han ocurrido o repasando errores pasados. Este hábito de la mente, que parece normal, consume una gran cantidad de energía mental y nos desconecta del momento presente. Para cambiar esta dinámica, es necesario entrenar la mente a través de la práctica de la atención plena. El propósito de esta práctica es simple: reducir el flujo constante de pensamientos y centrarnos en la experiencia actual, en lo que estamos haciendo y sintiendo en este preciso instante.

Uno de los primeros pasos para introducirnos en la atención plena es tomar conciencia de nuestra respiración. La respiración es un ancla natural que siempre está con nosotros y que, sin embargo, rara vez notamos. Al llevar nuestra atención a la respiración, logramos centrar la mente en el cuerpo y dejamos de preocuparnos por el pasado o el futuro, al menos momentáneamente. Este acto sencillo, el de observar la respiración, nos permite experimentar el presente de una forma directa y sin filtros. Sentimos cómo el aire entra y sale de nuestros pulmones, cómo el pecho se expande y se contrae, y esta observación, aunque parezca insignificante, empieza a fortalecer nuestra capacidad de atención plena.

La práctica de la atención plena no se limita a la respiración; se puede aplicar a cualquier actividad de nuestra vida diaria. Desde comer hasta caminar, cualquier actividad puede ser una oportunidad para practicar la atención plena si nos permitimos vivirla conscientemente, prestando atención a cada detalle. Por ejemplo, al comer de forma consciente, podemos notar los sabores, la textura de los alimentos, y saborear cada bocado. Al caminar, podemos observar el movimiento de nuestros pies, el peso del cuerpo al cambiar de un pie al otro, e incluso la temperatura del aire que nos rodea. Estos pequeños ejercicios transforman las actividades cotidianas en momentos de presencia y conexión con nosotros mismos.

Uno de los beneficios principales de vivir en el presente es la disminución del estrés. La mayor parte del estrés se genera por pensamientos sobre cosas que podrían suceder en el futuro o preocupaciones sobre situaciones que ocurrieron en el pasado. Cuando estamos en el presente, esos pensamientos se disipan, ya que no estamos ocupando nuestra mente con situaciones que están fuera de nuestro control. A medida que practicamos la atención plena, desarrollamos la capacidad de distinguir entre los pensamientos que son útiles y aquellos que solo añaden ansiedad y malestar a nuestras vidas. Esta habilidad nos ayuda a reaccionar de una manera más tranquila y equilibrada frente a los desafíos de la vida.

La atención plena también nos permite relacionarnos mejor con nuestras emociones. En lugar de rechazar o ignorar emociones como el miedo, la tristeza o la frustración, la atención plena nos anima a observarlas sin juicio. Esto no significa que debamos resignarnos a estas emociones, sino que nos brinda la oportunidad de entenderlas mejor. Cuando observamos nuestras emociones desde una perspectiva de atención plena, descubrimos que son temporales y que, al igual que los pensamientos, vienen y van. Al comprender que las emociones no nos definen, aprendemos a manejarlas de manera más efectiva y a evitar reacciones impulsivas.

La práctica de la atención plena no es algo que se logra de un día para otro; es un hábito que se construye con el tiempo. Al principio, puede ser difícil mantener la atención en el presente, ya que la mente tiende a distraerse y volver a sus patrones habituales. Sin embargo, con constancia y paciencia, comenzamos a notar los beneficios de esta práctica. La mente se vuelve más clara, el estrés disminuye y encontramos una mayor sensación de paz interior. Uno de los aspectos fundamentales de la atención plena es la autocompasión, es decir, ser amables con nosotros mismos en este proceso de aprendizaje. En lugar de frustrarnos cuando la mente se distrae, podemos reconocerlo como algo natural y simplemente regresar nuestra atención al presente.

Un aspecto importante de la atención plena es la aceptación. A menudo, nos resistimos a lo que sucede en nuestras vidas, deseando que las cosas sean diferentes o intentando controlar situaciones que están fuera de nuestro alcance. Esta resistencia genera frustración y sufrimiento, ya que luchamos contra la realidad. La atención plena nos enseña a aceptar las cosas tal como son en el momento presente, sin intentar cambiarlas ni huir de ellas. Esto no significa que no podamos trabajar para mejorar nuestras circunstancias, sino que aceptamos el momento actual como es y tomamos decisiones desde un lugar de calma y claridad.

La meditación es una de las prácticas más comunes para desarrollar la atención plena. Aunque existen muchos tipos de meditación, la meditación de atención plena es particularmente útil para anclarnos en el presente. Esta práctica consiste en sentarse en silencio, observar la respiración y dejar que los pensamientos vayan y vengan sin aferrarse a ellos. A medida que practicamos esta meditación, desarrollamos una mayor capacidad para observar nuestros pensamientos sin involucrarnos emocionalmente. Con el tiempo, esta habilidad se transfiere a nuestra vida diaria, permitiéndonos enfrentar situaciones de estrés o ansiedad con una mente más calmada y despejada.

Vivir en el presente también nos ayuda a mejorar nuestras relaciones interpersonales. Al practicar la atención plena, podemos escuchar a los demás con más atención y presencia, en lugar de estar pensando en lo que diremos a continuación o en problemas personales. Esta presencia en la comunicación nos permite conectar de manera más profunda y genuina con quienes nos rodean, ya que estamos realmente presentes en la conversación y mostramos interés auténtico. La atención plena nos ayuda a ser más conscientes de nuestras reacciones emocionales en nuestras interacciones, evitando conflictos y mejorando nuestra empatía hacia los demás.

A medida que profundizamos en la práctica de la atención plena, descubrimos que no se trata solo de un ejercicio mental, sino de una forma de vivir. Nos damos cuenta de que podemos aplicar la atención plena a cada aspecto de nuestra vida, desde el trabajo hasta las relaciones y las actividades de ocio. Cada momento se convierte en una oportunidad para estar presentes y disfrutar de lo que estamos haciendo. Incluso los momentos difíciles, que antes parecían insoportables, se vuelven más manejables cuando los enfrentamos con una actitud de atención plena. Nos convertimos en observadores de nuestra propia experiencia, y esta perspectiva nos permite actuar con mayor sabiduría y compasión.

La práctica de la atención plena nos recuerda que la vida está compuesta de momentos presentes, y que al pasar demasiado tiempo en el pasado o el futuro, nos estamos perdiendo la riqueza de la experiencia actual. Al desarrollar esta habilidad, cultivamos una relación más profunda y significativa con nosotros mismos y con el mundo que nos rodea. La atención plena no solo es una herramienta para reducir el estrés, sino una manera de reconectar con nuestra esencia y vivir una vida más plena y satisfactoria

Cómo Separar Pensamientos de Realidad

La capacidad de separar los pensamientos de la realidad es una habilidad crucial para mantener un bienestar emocional saludable y una perspectiva equilibrada en la vida. En el día a día, muchas personas se ven atrapadas en una maraña de pensamientos que distorsionan su percepción de la realidad, llevándolas a experimentar ansiedad, estrés y desánimo. Comprender cómo funcionan nuestros pensamientos y cómo estos pueden influir en nuestra interpretación de la realidad es el primer paso hacia la construcción de una mente más clara y resiliente.

Los pensamientos son el producto de nuestra mente, una herramienta poderosa que puede ser tanto un aliado como un enemigo. Mientras que los pensamientos pueden impulsarnos a alcanzar nuestras metas y resolver problemas, también pueden generar dudas, miedos y preocupaciones que nos alejan de la verdad de las situaciones. La confusión entre pensamientos y realidad es un fenómeno común que puede surgir de diversas fuentes: experiencias pasadas, creencias limitantes, emociones intensas y el contexto social en el que nos desenvolvemos. Por ello, es esencial aprender a reconocer y cuestionar nuestros pensamientos antes de aceptar lo que sentimos o creemos como una verdad absoluta.

El primer paso para separar los pensamientos de la realidad es cultivar la conciencia. La atención plena, o mindfulness, juega un papel fundamental en este proceso. Al practicar la atención plena, aprendemos a observar nuestros pensamientos como si fueran nubes que pasan por el cielo de nuestra mente, sin apegarnos a ellos ni dejarnos arrastrar por su contenido. Esta observación nos permite tomar distancia de nuestras ideas y juicios, lo que facilita la identificación de aquellos pensamientos que pueden ser destructivos o engañosos. Al observar nuestros pensamientos de manera objetiva, comenzamos a discernir entre lo que es real y lo que es una construcción mental que no necesariamente refleja la verdad.

Es importante reconocer que muchos de nuestros pensamientos son automáticos y se basan en patrones aprendidos a lo largo de nuestra vida. Por ejemplo, alguien que ha experimentado una traición en una relación pasada puede desarrollar un pensamiento automático de que "no se puede confiar en nadie". Este pensamiento puede no ser una representación precisa de la realidad actual, sino una proyección de experiencias pasadas que se ha vuelto habitual. Identificar estos patrones es fundamental para liberarnos de ellos y evitar que interfieran en nuestra percepción de las circunstancias actuales.

La técnica de la reestructuración cognitiva es una herramienta valiosa en el proceso de separación de pensamientos y realidad. Esta técnica implica cuestionar nuestros pensamientos y evaluar su validez. Un enfoque útil es preguntarse: "¿Qué evidencia tengo para apoyar este pensamiento?" y "¿Hay evidencia que lo contradiga?" Al hacer estas preguntas, comenzamos a poner a prueba la solidez de nuestras creencias y a identificar si están basadas en hechos o en suposiciones. Por ejemplo, si pensamos que un compañero de trabajo está enojado con nosotros sin una razón aparente, podemos preguntarnos: "¿Qué me hace pensar eso? ¿Lo ha expresado de alguna manera?" Esta evaluación nos ayuda a ver la situación con mayor claridad y a evitar conclusiones precipitadas.

Otra estrategia efectiva es la escritura reflexiva. Anotar nuestros pensamientos y emociones puede ayudarnos a externalizar lo que está sucediendo en nuestra mente y a verlo desde una nueva perspectiva. La escritura nos permite distanciarse de los pensamientos, examinarlos y cuestionarlos de manera más objetiva. A menudo, cuando leemos lo que hemos escrito, podemos darnos cuenta de que algunos pensamientos no tienen fundamento o son excesivamente negativos. La escritura puede ser una forma terapéutica de procesar nuestras emociones y de aclarar nuestras ideas, lo que facilita la separación entre pensamientos y realidad.

El papel de las emociones en este proceso no debe subestimarse. Las emociones intensas, como la tristeza, el miedo o la ira, pueden nublar nuestro juicio y distorsionar nuestra percepción de la realidad. Cuando estamos abrumados por una emoción, es fácil caer en la trampa de pensar que esa emoción refleja una verdad objetiva. Por ejemplo, sentirse ansioso antes de una presentación puede llevarnos a pensar que el evento será un desastre total. Sin embargo, es fundamental recordar que las emociones son respuestas subjetivas a situaciones y no necesariamente reflejan lo que realmente ocurrirá. Aprender a reconocer que las emociones son temporales y que pueden ser influenciadas por nuestros pensamientos nos ayuda a mantener una perspectiva más equilibrada.

La práctica de la autocompasión también es crucial en este proceso. Muchas personas son excesivamente críticas consigo mismas y tienden a aceptar pensamientos negativos como verdades absolutas. Cultivar la autocompasión implica tratarnos a nosotros mismos con la misma amabilidad y comprensión que ofreceríamos a un amigo en una situación similar. Cuando nos enfrentamos a pensamientos autocríticos, podemos hacer una pausa y preguntarnos: "¿Qué le diría a un amigo que se sintiera así?" Esta técnica puede ayudar a suavizar el impacto de los pensamientos negativos y a recordarnos que somos seres humanos imperfectos que todos enfrentamos desafíos.

El contexto social también juega un papel importante en cómo percibimos la realidad. Las influencias externas, como la cultura, la familia y los amigos, pueden moldear nuestros pensamientos y creencias. Por ejemplo, si crecimos en un entorno donde se valoraba la perfección, es probable que desarrollemos pensamientos críticos hacia nosotros mismos cuando cometemos errores. Es esencial reconocer cómo estas influencias han moldeado nuestra forma de pensar y cuestionar si esas creencias son realmente válidas en nuestra vida actual. Al hacerlo, podemos liberar nuestro pensamiento de limitaciones impuestas por el entorno.

La meditación es otra práctica que puede ser útil para separar pensamientos de realidad. A través de la meditación, aprendemos a observar nuestros pensamientos sin involucrarnos emocionalmente en ellos. La meditación de atención plena nos anima a centrar nuestra atención en el momento presente y a notar cómo surgen y desaparecen los pensamientos. Con el tiempo, esta práctica nos ayuda a desarrollar una mayor capacidad para distanciarnos de nuestros pensamientos y a reconocer que estos no son la única realidad. Esta separación mental es fundamental para fomentar una mente más clara y abierta.

Además, es importante recordar que no todos los pensamientos son necesariamente negativos o engañosos. A veces, nuestros pensamientos pueden ser constructivos y ayudarnos a avanzar en nuestras vidas. Sin embargo, la clave es discernir entre los pensamientos que nos impulsan hacia el crecimiento y aquellos que nos limitan. Para ello, podemos aplicar la regla de "la evidencia". Preguntarnos si un pensamiento nos ayuda a alcanzar nuestros objetivos o si, por el contrario, nos mantiene estancados. Esta evaluación nos permitirá centrarnos en pensamientos que nos apoyen en lugar de dejarnos arrastrar por los que nos desaniman.

Otro aspecto a considerar es el impacto de la tecnología en nuestra percepción de la realidad. En la era digital, estamos expuestos a un flujo constante de información, que puede incluir tanto contenido positivo como negativo. Las redes sociales, en particular, pueden distorsionar nuestra percepción de la realidad, ya que tendemos a compararnos con las vidas aparentemente perfectas de los demás. Esta comparación puede generar pensamientos autocríticos que no reflejan la realidad de nuestras vidas. Para contrarrestar este efecto, es útil establecer límites en el uso de las redes sociales y ser conscientes de cómo nos sentimos después de interactuar con ellas. La desconexión de las plataformas digitales, aunque sea temporal, puede ser un alivio necesario para recuperar la perspectiva.

Aprender a separar los pensamientos de la realidad es un proceso continuo que requiere práctica y dedicación. Es natural que algunos días sean más difíciles que otros, y que algunas situaciones despierten pensamientos más desafiantes. Sin embargo, al desarrollar una serie de herramientas y técnicas, como la atención plena, la reestructuración cognitiva, la escritura reflexiva y la autocompasión, podemos fortalecer nuestra capacidad para ver la realidad con mayor claridad. Este proceso de separación es esencial para cultivar una vida más equilibrada, donde nuestros pensamientos no controlen nuestra experiencia, sino que se conviertan en aliados en nuestro camino hacia el bienestar.

La separación entre pensamientos y realidad no solo mejora nuestra salud mental, sino que también nos permite construir relaciones más saludables y satisfactorias. Al ser capaces de cuestionar nuestros pensamientos, podemos comunicarnos de manera más efectiva y estar más presentes en nuestras interacciones. Esto nos ayuda a construir conexiones más significativas con los demás y a evitar malentendidos basados en suposiciones infundadas. Por lo tanto, el trabajo de separar los pensamientos de la realidad no solo es una práctica personal, sino también una herramienta poderosa para mejorar nuestras relaciones interpersonales.

En resumen, separar los pensamientos de la realidad es una habilidad crucial para mejorar nuestra salud mental y emocional. A través de la práctica de la atención plena, la reestructuración cognitiva, la escritura reflexiva y la autocompasión, podemos aprender a observar nuestros pensamientos con mayor objetividad. Este proceso nos permite distanciarnos de pensamientos automáticos que pueden distorsionar nuestra percepción de la realidad y que, a menudo, generan ansiedad y estrés. Al hacerlo, cultivamos una mente más clara y resiliente, capaz de enfrentar los desafíos de la vida con una perspectiva equilibrada y positiva. En última instancia, esta habilidad no solo beneficia nuestra salud emocional, sino que también mejora nuestras relaciones y nos permite vivir de manera más plena y consciente en el momento presente..

Dejar de Buscar Control Absoluto: Soltar la Necesidad de Certeza

La vida está llena de incertidumbres. Desde lo más trivial, como la elección del almuerzo, hasta decisiones más significativas, como la carrera que elegimos o la relación que cultivamos, cada momento de nuestras vidas está marcado por un grado de ambigüedad. Sin embargo, muchas personas luchan con esta incertidumbre, desarrollando una necesidad de control absoluto en un esfuerzo por sentirse seguros y estables. Este deseo de controlar todo a nuestro alrededor puede convertirse en una fuente de ansiedad y frustración, llevando a una experiencia de vida limitada y a una desconexión con el presente. Aprender a soltar esta necesidad de certeza es un proceso transformador que puede abrirnos a una vida más rica y significativa.

El deseo de control es una respuesta natural a la incertidumbre. Cuando nos enfrentamos a situaciones desconocidas, es común que busquemos estrategias para manejar y anticipar los resultados. Este impulso puede ser beneficioso en ciertas circunstancias, como cuando se trata de planificar un evento o preparar un proyecto. Sin embargo, cuando se lleva al extremo, el deseo de controlar se convierte en una trampa que nos impide vivir plenamente. Al enfocarnos en la necesidad de que todo sea predecible y manejable, limitamos nuestra capacidad para experimentar la vida en su totalidad. La verdad es que el control absoluto es una ilusión; la vida está diseñada para ser impredecible, y aceptar esta realidad es fundamental para nuestro bienestar emocional.

Uno de los principales obstáculos para soltar la necesidad de control es el miedo. Este miedo puede manifestarse de varias maneras: miedo al fracaso, al rechazo, a la pérdida o a lo desconocido. Cuando permitimos que estos miedos dicten nuestras decisiones, nos aferramos a la idea de que si solo pudiéramos controlar todos los aspectos de nuestras vidas, podríamos evitar el dolor o la incomodidad. Sin embargo, este enfoque es insostenible. La vida no siempre se desarrolla como planeamos, y aferrarnos a la necesidad de control solo nos lleva a un ciclo interminable de ansiedad y frustración. La liberación comienza cuando reconocemos que el miedo es una parte natural de la experiencia humana y que, en lugar de tratar de controlarlo, debemos aprender a coexistir con él.

Un primer paso en el camino hacia la liberación de la necesidad de control es desarrollar una mayor conciencia de nuestros pensamientos y emociones. La atención plena, o mindfulness, es una práctica poderosa que nos permite observar nuestras reacciones internas sin juzgarlas. Al ser conscientes de nuestros impulsos de control y de cómo se manifiestan en nuestra vida cotidiana, podemos comenzar a desafiarlos. ¿Por qué sentimos la necesidad de planificar cada detalle de un evento? ¿Qué tememos que suceda si dejamos que las cosas fluyan naturalmente? Estas preguntas nos invitan a reflexionar sobre las raíces de nuestra necesidad de control y nos ofrecen la oportunidad de soltar un poco de esa carga.

Otro aspecto clave para dejar de buscar el control absoluto es aprender a aceptar la incertidumbre. La aceptación no significa resignarse a la pasividad o a la inacción; más bien, implica reconocer que hay elementos de la vida que están fuera de nuestro alcance y que, a menudo, no podemos prever. Cuando aprendemos a aceptar la incertidumbre, comenzamos a experimentar una liberación. Esta aceptación nos permite vivir con mayor autenticidad, porque nos da la libertad de actuar según nuestras intuiciones y deseos en lugar de estar atados a un guion rígido. Practicar la aceptación puede ser un proceso gradual, pero puede comenzar con pequeños pasos, como permitir que un amigo elija un restaurante sin imponer nuestra opinión.

El apego a la certeza también puede manifestarse en nuestras relaciones interpersonales. A menudo, buscamos controlar la forma en que los demás nos perciben o cómo reaccionan ante nuestras acciones. Este deseo de control puede llevar a malentendidos y conflictos, ya que intentamos moldear las respuestas de los demás para que se alineen con nuestras expectativas. En lugar de buscar controlar las interacciones, es más beneficioso cultivar una comunicación abierta y honesta. Al expresar nuestros pensamientos y sentimientos sin esperar una respuesta específica, fomentamos una conexión más genuina y enriquecedora con los demás.

El concepto de "dejar ir" es central en el proceso de soltar la necesidad de control. Dejar ir no significa renunciar a nuestras metas o sueños, sino permitir que el proceso de la vida se desarrolle de manera natural. Esto implica confiar en nosotros mismos y en nuestra capacidad para adaptarnos a los cambios y desafíos que se presenten. Cuando dejamos ir el apego a los resultados, podemos descubrir nuevas oportunidades y experiencias que de otro modo habríamos ignorado. Este acto de soltar es liberador y puede abrir la puerta a una vida más rica y significativa.

La práctica de la gratitud también es un antídoto eficaz contra el deseo de control. Al centrarnos en lo que ya tenemos y en las experiencias positivas de nuestra vida, cambiamos nuestra perspectiva de escasez a abundancia. La gratitud nos ayuda a reconocer que, aunque no podemos controlar todo, hay mucho en nuestra vida que vale la pena apreciar. Este cambio de enfoque puede aliviar la ansiedad relacionada con la incertidumbre y fomentar un sentido de satisfacción en el presente.

Además, es esencial entender que la búsqueda de control a menudo está ligada a una autoevaluación excesiva. Cuando evaluamos constantemente nuestras acciones y decisiones en función de criterios rígidos, nos empujamos a un estado de estrés y agotamiento. La autoevaluación es una herramienta útil, pero debe ser equilibrada con la autocompasión. Ser amables con nosotros mismos al enfrentar errores o momentos de debilidad nos permite dejar de lado la presión de la perfección y aceptar que todos somos humanos, propensos a cometer errores.

Otra técnica poderosa es la visualización. Visualizar el éxito puede ser útil, pero también es importante visualizar la posibilidad de resultados inesperados. Esto significa imaginar cómo nos sentiríamos si las cosas no salieran como planeamos y cómo podríamos adaptarnos a esas situaciones. Al practicar esta forma de visualización, entrenamos nuestra mente para aceptar la flexibilidad y la adaptabilidad como parte de la experiencia de vida. Esta técnica nos ayuda a reducir el miedo a lo desconocido y a enfrentar los cambios con una mentalidad abierta y positiva.

En última instancia, soltar la necesidad de control requiere un compromiso continuo con el crecimiento personal. Es un viaje que puede incluir altibajos, pero cada paso que damos hacia la aceptación de la incertidumbre nos acerca más a una vida plena y auténtica. A medida que practicamos la atención plena, la gratitud y la autocompasión, comenzamos a ver el mundo desde una nueva perspectiva. La vida se convierte en una serie de oportunidades en lugar de una serie de amenazas, y nos encontramos más dispuestos a abrazar el cambio en lugar de temerlo.

Los momentos de incertidumbre pueden ser desconcertantes, pero también son una invitación a crecer y aprender. Al dejar de buscar el control absoluto, podemos abrirnos a experiencias nuevas e inesperadas que enriquecen nuestra vida. A menudo, las situaciones que más tememos son las que nos brindan las lecciones más valiosas. Cuando soltamos la necesidad de certeza, permitimos que la vida nos sorprenda y nos muestre su belleza en la imperfección.

Un ejercicio que puede ser útil en este proceso es llevar un diario sobre nuestros pensamientos y emociones. Al escribir sobre nuestras experiencias, podemos desglosar lo que realmente sentimos y reflexionar sobre las situaciones que nos generan ansiedad. Este ejercicio no solo nos brinda claridad, sino que también nos permite identificar patrones en nuestro pensamiento. Al darnos cuenta de cuándo y por qué buscamos el control, podemos trabajar para desafiarlos y encontrar un equilibrio más saludable.

El proceso de dejar de buscar control absoluto no es fácil, y a menudo se requiere tiempo y paciencia. Sin embargo, cada pequeño paso que damos hacia la aceptación de la incertidumbre es un paso hacia una vida más auténtica y satisfactoria. Al aprender a soltar la necesidad de certeza, podemos liberarnos de la carga del miedo y la ansiedad, y permitirnos experimentar la vida en su totalidad.

Finalmente, es fundamental recordar que somos parte de un todo más grande. La vida es un flujo constante de cambios y transformaciones, y nuestro papel en ella es adaptarnos y crecer. Al abrazar la incertidumbre y dejar de lado la necesidad de control absoluto, nos conectamos con el ritmo natural de la vida. Esto no solo nos permite vivir de manera más plena, sino que también nos ayuda a encontrar un propósito más profundo en nuestras experiencias.

Dejar de buscar control absoluto es un viaje de autodescubrimiento que nos invita a explorar nuestra relación con la incertidumbre. A medida que aprendemos a soltar la necesidad de certeza, descubrimos una mayor paz interior y la libertad de vivir auténticamente. Este proceso no solo transforma nuestra percepción de la vida, sino que también nos acerca a quienes realmente somos y nos permite abrazar nuestras imperfecciones como una parte integral de nuestra humanidad. En última instancia, aprender a soltar el control nos invita a vivir con un sentido de confianza y apertura, abrazando cada momento con curiosidad y gratitud.

Auto compasión y Cuidado Personal en el Camino hacia la Paz Mental

La autocompasión es un concepto fundamental en el viaje hacia la paz mental. Se refiere a la capacidad de tratarse a uno mismo con amabilidad y comprensión, especialmente en momentos de dificultad o fracaso. En lugar de caer en la autocrítica o el juicio, la autocompasión nos invita a reconocer nuestras imperfecciones y limitaciones con una perspectiva más amable y humana. Esta actitud puede ser transformadora, ya que nos permite cultivar una relación más saludable con nosotros mismos y, a su vez, con los demás.

El cuidado personal es otro componente esencial en la búsqueda de la paz mental. Se trata de un conjunto de prácticas y hábitos que nos ayudan a mantener nuestro bienestar físico, emocional y mental. Al integrar el cuidado personal en nuestra vida diaria, no solo fortalecemos nuestro cuerpo y mente, sino que también creamos un espacio donde la autocompasión puede florecer. Estos dos conceptos, autocompasión y cuidado personal, están íntimamente relacionados y, juntos, forman la base para alcanzar un estado de tranquilidad y equilibrio emocional.

La autocompasión se compone de tres elementos principales: la amabilidad hacia uno mismo, la humanidad compartida y la atención plena. La amabilidad hacia uno mismo implica ofrecerse la misma comprensión y apoyo que se ofrecería a un amigo en una situación similar. Muchas veces, somos nuestros críticos más severos, lo que puede llevar a un ciclo de pensamientos negativos que perpetúan el sufrimiento emocional. La humanidad compartida nos recuerda que todos enfrentamos luchas y que no estamos solos en nuestras experiencias. Esta perspectiva puede ser liberadora, ya que nos permite conectar con los demás y reconocer que la vulnerabilidad es una parte integral de la condición humana. La atención plena, por otro lado, nos invita a ser conscientes de nuestros pensamientos y sentimientos sin juzgarlos ni tratar de cambiarlos. Esta práctica nos ayuda a observar nuestras experiencias con mayor claridad y a desarrollar una relación más saludable con nuestro mundo interno.

El cuidado personal es esencial para el bienestar general y la paz mental. Implica prestar atención a nuestras necesidades físicas, emocionales y mentales, y tomar medidas para satisfacerlas. Esto puede incluir desde hábitos de sueño saludables y una alimentación balanceada hasta la práctica regular de ejercicio y actividades que nos brinden alegría y satisfacción. El cuidado personal también implica establecer límites saludables en nuestras relaciones y aprender a decir no cuando es necesario. Al hacerlo, protegemos nuestro espacio emocional y nos aseguramos de que nuestras energías se dirijan hacia lo que realmente importa para nosotros.

Uno de los aspectos más importantes del cuidado personal es el autocuidado emocional. Esto implica reconocer nuestras emociones y darles espacio para ser expresadas. Muchas personas tienden a reprimir sus sentimientos, ya sea por miedo al juicio o porque creen que deben ser fuertes y no mostrar vulnerabilidad. Sin embargo, esta represión solo conduce a un aumento del estrés y la ansiedad. Aprender a validar nuestras emociones y darles el espacio que necesitan es crucial para nuestro bienestar mental. La práctica de la autocompasión nos ayuda a abordar nuestras emociones con gentileza y a aceptar que está bien sentirse mal en ocasiones.

Otro aspecto clave del cuidado personal es la creación de una rutina diaria que fomente la paz mental. Esto puede incluir la meditación, la práctica de la gratitud, el ejercicio regular y el tiempo dedicado a actividades que nos apasionan. La meditación, en particular, es una herramienta poderosa para cultivar la atención plena y reducir el estrés. Al dedicar unos minutos cada día a la meditación, podemos aprender a observar nuestros pensamientos sin dejar que nos controlen. Esto nos permite desarrollar una mayor claridad mental y una mejor comprensión de nosotros mismos.

La práctica de la gratitud es otra técnica eficaz para mejorar nuestra paz mental. Al enfocarnos en lo positivo y en las cosas por las que estamos agradecidos, cambiamos nuestra perspectiva y empezamos a ver el mundo de una manera más optimista. Esto no significa ignorar los desafíos o las dificultades, sino más bien reconocer que, a pesar de las luchas, hay siempre aspectos positivos que podemos apreciar. Llevar un diario de gratitud o simplemente tomarse un momento al final del día para reflexionar sobre las cosas buenas que hemos experimentado puede tener un impacto profundo en nuestro bienestar emocional.

El ejercicio físico también desempeña un papel fundamental en la promoción de la paz mental. La actividad física no solo mejora nuestra salud física, sino que también libera endorfinas, neurotransmisores que generan sensaciones de felicidad y bienestar. Encontrar una forma de ejercicio que disfrutemos es clave; ya sea caminar, practicar yoga, nadar o cualquier otra actividad que nos haga sentir bien. Al incorporar el ejercicio en nuestra rutina diaria, no solo cuidamos nuestro cuerpo, sino que también alimentamos nuestra mente y nuestro espíritu.

Establecer límites saludables en nuestras relaciones es esencial para el cuidado personal. A menudo, nos sentimos abrumados por las demandas de los demás y la presión de cumplir con expectativas externas. Aprender a decir no y a priorizar nuestro propio bienestar es un acto de autocompasión que nos permite preservar nuestra energía y enfoque. Las relaciones deben ser recíprocas; si constantemente damos sin recibir, es probable que experimentemos agotamiento emocional. Comunicar nuestras necesidades y establecer límites claros nos ayuda a mantener relaciones saludables y significativas.

La autocompasión también nos invita a aceptar que somos seres humanos imperfectos. Todos cometemos errores y enfrentamos dificultades. Esta aceptación no solo nos libera de la carga del perfeccionismo, sino que también nos permite aprender de nuestras experiencias. En lugar de castigarnos por fallos o decepciones, podemos verlos como oportunidades de crecimiento. Esta perspectiva nos ayuda a desarrollar una mentalidad más resiliente y abierta, lo que a su vez alimenta nuestra paz mental.

Además, es crucial rodearnos de personas que fomenten nuestro bienestar. Las relaciones positivas y de apoyo son fundamentales para nuestra salud mental. Al buscar conexiones significativas con personas que valoran nuestra autenticidad y nos animan a ser nosotros mismos, creamos un ambiente propicio para el crecimiento personal. Estas relaciones nos brindan un espacio seguro donde podemos ser vulnerables y expresar nuestras luchas sin miedo al juicio.

La conexión con la naturaleza también puede ser una fuente poderosa de paz mental. Pasar tiempo al aire libre, rodeados de la belleza natural, nos ayuda a reconectar con nosotros mismos y a liberar el estrés acumulado. La naturaleza tiene un efecto calmante en nuestra mente y cuerpo, y puede proporcionarnos la claridad y el espacio que necesitamos para reflexionar sobre nuestras vidas. Ya sea dando un paseo por el parque, practicando senderismo o simplemente disfrutando de un día soleado, estas experiencias pueden enriquecer nuestro bienestar emocional.

El desarrollo de una mentalidad de crecimiento es otra clave en el camino hacia la paz mental. Al adoptar la creencia de que podemos aprender y mejorar a lo largo del tiempo, nos volvemos más resilientes ante los desafíos. En lugar de ver los fracasos como obstáculos insuperables, podemos considerarlos como parte del proceso de aprendizaje. Esta mentalidad nos anima a enfrentar nuestras dificultades con una actitud más positiva y constructiva, lo que contribuye a nuestra paz mental.

La práctica del mindfulness es otra herramienta valiosa en el camino hacia la autocompasión y el cuidado personal. El mindfulness implica estar presente en el momento y aceptar nuestras experiencias sin juicio. Al cultivar esta atención plena, podemos alejarnos del ciclo de pensamientos negativos y preocupaciones que a menudo nos abruman. La meditación y otras prácticas de mindfulness nos enseñan a observar nuestros pensamientos y emociones sin dejarnos arrastrar por ellos, lo que nos ayuda a mantener un estado de paz interior.

El autocuidado también implica reconocer cuándo necesitamos apoyo adicional. En momentos de dificultad, es fundamental no dudar en buscar ayuda profesional. Hablar con un terapeuta o consejero puede proporcionarnos herramientas y estrategias para afrontar nuestros desafíos y mejorar nuestra salud mental. No hay vergüenza en pedir ayuda; de hecho, es un acto de valentía y autocompasión reconocer que no siempre podemos manejarlo todo solos.

La creación de un entorno positivo y enriquecedor también es crucial. Esto implica no solo rodearnos de personas que nos apoyen, sino también crear un espacio físico que nos inspire y nos haga sentir bien. Mantener nuestro hogar y lugar de trabajo organizados y agradables puede tener un impacto significativo en nuestro estado mental. Un ambiente limpio y ordenado promueve la claridad y la paz, mientras que el desorden puede generar estrés y distracción.

La práctica de la compasión hacia los demás también es un reflejo de la autocompasión que cultivamos en nosotros mismos. Al aprender a ser amables y comprensivos con los demás, reforzamos nuestra propia capacidad para ser amables con nosotros mismos. Esta conexión nos ayuda a sentirnos más integrados en nuestras comunidades y nos recuerda que todos enfrentamos desafíos similares. La empatía y la compasión hacia los demás enriquecen nuestras relaciones y fortalecen nuestro sentido de pertenencia.

A medida que avanzamos en nuestro viaje hacia la paz mental, es importante recordar que este es un proceso continuo. No se trata de alcanzar un estado de perfección, sino de comprometernos con el crecimiento personal y la autocompasión. Cada paso que damos en esta dirección nos acerca a un estado de mayor bienestar y equilibrio. La práctica diaria de la autocompasión y el cuidado personal nos ayuda a enfrentar los altibajos de la vida con una mayor resiliencia y claridad.

En resumen, la autocompasión y el cuidado personal son pilares fundamentales en el camino hacia la paz mental. Al cultivar una relación amorosa y comprensiva con nosotros mismos, así como al cuidar nuestras necesidades emocionales y físicas, creamos un entorno propicio para el crecimiento y la sanación. La práctica constante de estas habilidades nos permitirá enfrentar la vida con mayor fortaleza y serenidad, disfrutando de una existencia más

plena y equilibrada.

Herramientas para Liberarse de Pensamientos Negativos

Los pensamientos negativos pueden ser un obstáculo significativo en la búsqueda del bienestar emocional y mental. Pueden aparecer como una voz crítica interna que socava la autoestima, incrementa la ansiedad y la depresión, y limita la capacidad de disfrutar de la vida. Afortunadamente, existen diversas herramientas y estrategias que pueden ayudar a liberarse de estos patrones de pensamiento destructivos. En este texto, exploraremos una variedad de técnicas efectivas para combatir los pensamientos negativos y cultivar una mentalidad más positiva y resiliente.

Una de las herramientas más efectivas para manejar los pensamientos negativos es la práctica de la atención plena, o mindfulness. Esta técnica implica prestar atención al momento presente sin juzgarlo, lo que permite observar nuestros pensamientos y emociones sin dejarse llevar por ellos. Al practicar mindfulness, podemos aprender a identificar los pensamientos negativos cuando surgen, dándoles menos poder sobre nuestras emociones. Esta práctica se puede incorporar a la vida diaria a través de ejercicios de respiración, meditación o simplemente dedicando unos minutos a concentrarse en el entorno.

La meditación es una forma específica de atención plena que puede ser particularmente útil. Existen muchos tipos de meditación, pero en general, se trata de sentarse en un lugar tranquilo, cerrar los ojos y concentrarse en la respiración. Si surgen pensamientos negativos, en lugar de luchar contra ellos, se puede simplemente reconocer su presencia y dejarlos pasar, como nubes en el cielo. Con el tiempo, esta práctica ayuda a desarrollar una mayor claridad mental y a reducir la influencia de los pensamientos negativos.

Otro enfoque valioso es el uso de la reestructuración cognitiva, una técnica de la terapia cognitivo-conductual (TCC). La reestructuración cognitiva implica identificar y desafiar pensamientos negativos automáticos. Por ejemplo, si tienes el pensamiento "nunca hago nada bien", puedes cuestionarlo al buscar evidencia que lo contradiga, como recordar momentos en los que has tenido éxito o recibido elogios. Al practicar esta técnica, puedes cambiar la forma en que piensas sobre ti mismo y tus capacidades, promoviendo una autoimagen más positiva.

La escritura es otra herramienta poderosa para liberar la mente de pensamientos negativos. Llevar un diario donde se registren las preocupaciones, los miedos o las experiencias estresantes puede ser terapéutico. Este proceso permite externalizar los pensamientos, lo que facilita su análisis y comprensión. A menudo, al escribir, se pueden descubrir patrones de pensamiento que antes no eran evidentes. Una vez que se identifican, se puede trabajar en transformarlos. Además, escribir sobre experiencias positivas y momentos de gratitud puede ayudar a equilibrar la perspectiva, fomentando un enfoque más positivo de la vida.

La práctica de la gratitud es fundamental para combatir los pensamientos negativos. Dedicar tiempo cada día para reflexionar sobre las cosas por las que estás agradecido puede cambiar la forma en que ves tu vida. Esto se puede hacer a través de un diario de gratitud o simplemente tomándose un momento para pensar en las cosas positivas que ocurren en la vida. La gratitud tiene un impacto poderoso en el bienestar emocional, ya que ayuda a centrar la atención en lo que se tiene, en lugar de lo que falta. Esto puede ser especialmente útil cuando se enfrenta a pensamientos negativos.

El ejercicio físico es otra herramienta eficaz para combatir los pensamientos negativos. La actividad física libera endorfinas, neurotransmisores que generan sensaciones de bienestar y felicidad. Además, el ejercicio ayuda a reducir el estrés y la ansiedad, lo que puede disminuir la frecuencia de los pensamientos negativos. Encontrar una forma de ejercicio que se disfrute, ya sea caminar, practicar yoga, bailar o cualquier otra actividad, puede tener un impacto significativo en el estado de ánimo y la salud mental en general.

La conexión con la naturaleza también se ha demostrado como una herramienta valiosa para mejorar la salud mental y reducir los pensamientos negativos. Pasar tiempo al aire libre, ya sea caminando por un parque, haciendo senderismo o simplemente disfrutando del aire fresco, puede ayudar a mejorar el estado de ánimo y reducir el estrés. La naturaleza tiene un efecto calmante sobre la mente, y la exposición a entornos naturales puede fomentar una sensación de paz y conexión. Esto puede ser especialmente útil para aquellos que tienden a sentirse abrumados por el estrés de la vida diaria.

El apoyo social es otro aspecto crítico en la lucha contra los pensamientos negativos. Hablar con amigos, familiares o un terapeuta sobre los pensamientos y sentimientos puede proporcionar una perspectiva diferente y ayudar a aliviar la carga emocional. Las conexiones sociales son fundamentales para la salud mental, y compartir experiencias con otros puede brindar consuelo y validación. A veces, simplemente expresar lo que sientes puede ser suficiente para aliviar la intensidad de los pensamientos negativos y encontrar claridad.

Establecer límites saludables es también esencial para manejar los pensamientos negativos. Muchas veces, las personas se sienten abrumadas por las demandas externas, ya sea en el trabajo, en las relaciones o en otras áreas de la vida. Aprender a decir "no" y priorizar el autocuidado es vital para mantener un equilibrio emocional.

Al establecer límites claros, puedes proteger tu tiempo y energía, lo que a su vez te permite enfocarte en tus necesidades y bienestar.

La práctica de la autocompasión es una herramienta poderosa en la lucha contra los pensamientos negativos. En lugar de criticarte o juzgarte severamente por tus pensamientos o errores, es importante tratarte con la misma amabilidad y comprensión que le ofrecerías a un amigo. La autocompasión implica reconocer que todos enfrentamos luchas y que es parte de la experiencia humana. Al practicar la autocompasión, puedes liberarte de la presión de ser perfecto y permitirte ser humano, lo que ayuda a reducir los pensamientos negativos y fomentar un mayor bienestar emocional.

El uso de afirmaciones positivas es otra técnica efectiva para contrarrestar los pensamientos negativos. Las afirmaciones son declaraciones positivas que puedes repetir para contrarrestar la negatividad. Por ejemplo, si tiendes a pensar "no soy lo suficientemente bueno", podrías reemplazar ese pensamiento con "soy valioso y merezco amor y respeto". Repetir afirmaciones positivas puede ayudar a reprogramar la mente y fortalecer la autoestima. Es recomendable escribir estas afirmaciones y revisarlas regularmente para internalizarlas.

La visualización es otra herramienta que puede ser útil para liberar la mente de pensamientos negativos. La visualización implica imaginar situaciones o resultados positivos y placenteros. Al crear imágenes mentales de éxito y felicidad, puedes entrenar a tu mente para centrarse en lo positivo. Esta técnica puede ser especialmente útil antes de enfrentar situaciones que generan ansiedad, como hablar en público o asistir a una reunión. Visualizar un resultado exitoso puede ayudarte a sentirte más seguro y reducir los pensamientos negativos asociados con el miedo al fracaso.

La práctica del autocuidado es esencial para mantener una mentalidad positiva y combatir los pensamientos negativos. Esto implica dedicar tiempo y esfuerzo a cuidar de uno mismo en todos los aspectos: físico, emocional y mental. Esto puede incluir hábitos como mantener una alimentación equilibrada, dormir lo suficiente, practicar la higiene personal y participar en actividades que te hagan sentir bien. El autocuidado también implica hacer tiempo para relajarte y desconectar de las responsabilidades diarias, lo que puede ayudar a reducir el estrés y la ansiedad.

El aprendizaje continuo es otra herramienta que puede ayudar a liberar la mente de pensamientos negativos. Invertir en el desarrollo personal, ya sea a través de la lectura, la educación o la adquisición de nuevas habilidades, puede aumentar la confianza en uno mismo y proporcionar un sentido de propósito. El crecimiento personal no solo mejora la autoimagen, sino que también ofrece nuevas perspectivas y herramientas para enfrentar los desafíos de la vida. A medida que te conviertes en una persona más competente y segura, es más probable que experimentes una disminución de los pensamientos negativos.

La práctica de la respiración consciente es una técnica sencilla pero poderosa para manejar los pensamientos negativos. La respiración consciente implica enfocar la atención en la respiración, observando cómo entra y sale el aire. Esta práctica ayuda a anclar la mente en el momento presente y puede ser un antídoto eficaz contra la ansiedad y el estrés. Al aprender a regular la respiración y utilizarla como una herramienta para calmar la mente, puedes reducir la intensidad de los pensamientos negativos y promover un estado de relajación.

Identificar y cambiar el lenguaje interno también es fundamental en la lucha contra los pensamientos negativos. A menudo, los pensamientos negativos están acompañados de un lenguaje interno autocrítico y duro. Aprender a cambiar este lenguaje a un tono más positivo y amable puede marcar una gran diferencia. Por ejemplo, en lugar de decirte "soy un fracaso", puedes cambiarlo por "estoy aprendiendo y creciendo". Este cambio en el lenguaje puede transformar la forma en que te percibes y reducir el impacto de los pensamientos negativos.

La risa y el humor son herramientas poderosas para combatir los pensamientos negativos. La risa no solo alivia el estrés, sino que también libera endorfinas, lo que mejora el estado de ánimo. Buscar momentos de alegría y diversión en la vida diaria, ya sea a través de comedias, chistes o momentos divertidos con amigos, puede ayudar a cambiar la perspectiva y generar una mayor sensación de bienestar. El humor permite distanciarse de los problemas y ver las situaciones desde una nueva perspectiva.

La musicoterapia es otra herramienta efectiva que puede ayudar a liberar la mente de pensamientos negativos. Escuchar música que te guste o que te haga sentir bien puede mejorar el estado de ánimo y proporcionar un escape emocional. La música tiene la capacidad de evocar recuerdos y emociones, y puede ser un medio poderoso para procesar sentimientos negativos. Crear listas de reproducción de canciones que te inspiren o te relajen puede ser una excelente manera de utilizar la música como herramienta para mejorar el bienestar mental.

La práctica del yoga combina el ejercicio físico, la atención plena y la respiración consciente, lo que la convierte en una herramienta integral para combatir los pensamientos negativos. A través de las posturas, la respiración y la meditación, el yoga ayuda a liberar tensiones y a cultivar una mayor conciencia del cuerpo y la mente. Esta práctica no solo mejora la salud física, sino que también promueve la paz mental y la claridad emocional. Incorporar el yoga en la rutina diaria puede tener un impacto profundo en la reducción de los pensamientos negativos.

La creación de un entorno positivo es esencial para mantener una mentalidad saludable. Rodearse de personas que te apoyen, espacios ordenados y estimulantes, y evitar la exposición a negatividad, ya sea en redes sociales o en el entorno, puede marcar una gran diferencia. La energía del entorno influye en el estado de ánimo y la mentalidad, por lo que crear un espacio que fomente la positividad y el bienestar es fundamental. Esto puede incluir desde la decoración del hogar hasta la elección de las actividades diarias.

En última instancia, es importante recordar que liberarse de los pensamientos negativos es un proceso que requiere tiempo y práctica. No existe una solución rápida, y es normal enfrentar altibajos en el camino. La clave está en ser paciente contigo mismo y seguir practicando las herramientas y técnicas que funcionan mejor para ti. La autocompasión y el reconocimiento de tus esfuerzos son fundamentales para el éxito a largo plazo.

La búsqueda de la paz mental y el bienestar emocional es un viaje personal y único. A medida que explores estas herramientas y estrategias, puedes descubrir lo que resuena contigo y adaptarlo a tu vida. La combinación de atención plena, reestructuración cognitiva, gratitud, ejercicio y apoyo social, entre otras prácticas, puede ayudarte a crear una vida más equilibrada y satisfactoria.

La transformación de la mentalidad es un proceso gradual, y al adoptar estas herramientas, puedes construir una base sólida para una vida más positiva y resiliente. La lucha contra los pensamientos negativos no se trata de eliminarlos por completo, sino de aprender a manejarlos de manera efectiva y desarrollar una relación más saludable con tu propia mente. Al hacerlo, puedes abrirte a nuevas posibilidades y disfrutar de una vida más plena y gratificante.

Ejercicios de Respiración y Relajación para Calmar la Mente

La vida moderna, con su ritmo acelerado y constantes distracciones, puede generar niveles de estrés y ansiedad que afectan tanto nuestra salud física como mental. En este contexto, los ejercicios de respiración y relajación se convierten en herramientas valiosas para calmar la mente y restablecer un sentido de paz interior. Estos ejercicios son sencillos, accesibles y pueden practicarse en cualquier lugar, proporcionando un refugio de tranquilidad en medio del caos cotidiano. A continuación, exploraremos diversos ejercicios que pueden ayudarte a cultivar una mente más serena y centrada.

Para comenzar, es esencial entender la conexión entre la respiración y el estado mental. La respiración es una función vital que a menudo pasa desapercibida, pero tiene un impacto profundo en cómo nos sentimos. Cuando estamos estresados o ansiosos, nuestra respiración tiende a volverse rápida y superficial. Esto no solo alimenta la sensación de ansiedad, sino que también puede provocar una mayor tensión en el cuerpo. Por el contrario, cuando respiramos de manera profunda y consciente, activamos el sistema nervioso parasimpático, que promueve la relajación y reduce la tensión.

Un ejercicio básico pero poderoso para calmar la mente es la respiración abdominal o diafragmática. Para practicarlo, busca un lugar tranquilo donde puedas sentarte o recostarte cómodamente. Coloca una mano sobre tu abdomen y la otra sobre tu pecho. Cierra los ojos y comienza a inhalar profundamente por la nariz, asegurándote de que tu abdomen se eleve mientras el aire llena tus pulmones. Mantén la inhalación durante unos segundos, luego exhala lentamente por la boca, sintiendo cómo tu abdomen desciende. Repite este ejercicio durante cinco a diez minutos, centrándote en la sensación del aire entrando y saliendo de tu cuerpo. Con cada exhalación, imagina que liberas la tensión y el estrés, permitiendo que la calma se instale en tu mente.

Otro ejercicio efectivo es la respiración 4-7-8, que se basa en una técnica de control de la respiración desarrollada por el Dr. Andrew Weil. Esta técnica no solo calma la mente, sino que también ayuda a promover un sueño reparador. Para practicarla, comienza inhalando por la nariz durante cuatro segundos, mantén la respiración durante siete segundos y luego exhala lentamente por la boca durante ocho segundos. Es recomendable repetir este ciclo al menos cuatro veces. A medida que te familiarices con este ejercicio, podrás aumentar gradualmente el número de repeticiones. La respiración 4-7-8 es especialmente útil antes de dormir, ya que prepara el cuerpo para el descanso y puede ayudar a reducir la ansiedad.

La respiración alterna, también conocida como Nadi Shodhana, es una técnica de la tradición del yoga que equilibra la energía en el cuerpo y calma la mente. Para realizar este ejercicio, siéntate en una posición cómoda y erguida. Cierra la boca y utiliza el pulgar derecho para tapar la fosa nasal derecha. Inhala profundamente por la fosa nasal izquierda. Luego, cierra la fosa nasal izquierda con el dedo anular y libera el pulgar de la derecha para exhalar por esa fosa. Ahora inhala por la fosa nasal derecha, ciérrala con el pulgar y exhala por la fosa nasal izquierda. Este ciclo de inhalación y exhalación a través de cada fosa nasal se puede repetir durante cinco a diez minutos. La respiración alterna no solo calma la mente, sino que también mejora la concentración y la claridad mental.

La técnica de visualización puede ser otro enfoque eficaz para relajar la mente. La visualización implica imaginar un lugar o escenario que te haga sentir en paz y tranquilo. Para practicarlo, siéntate o recuéstate en una posición cómoda y cierra los ojos. Comienza a respirar profundamente y, con cada exhalación, imagina que te sumerges en un lugar que te inspire tranquilidad, como una playa serena, un bosque frondoso o un jardín lleno de flores. Visualiza los detalles de este lugar: los colores, los sonidos, los olores y cómo te sientes al estar allí. Permítete disfrutar de esta experiencia durante unos minutos, sintiendo cómo la paz de este lugar se instala en tu mente y cuerpo.

La meditación guiada es otra herramienta valiosa que combina respiración y relajación. Existen muchas aplicaciones y recursos en línea que ofrecen meditaciones guiadas, las cuales pueden ayudarte a centrarte y liberarte de pensamientos negativos. Durante una meditación guiada, un instructor te guiará a través de ejercicios de respiración y visualización, facilitando la experiencia de relajación. Escuchar una voz calmada y seguir las indicaciones puede hacer que la meditación sea más accesible, especialmente para quienes son nuevos en la práctica.

Además de los ejercicios de respiración, la relajación progresiva es una técnica efectiva que ayuda a liberar la tensión acumulada en el cuerpo. Esta técnica consiste en tensar y luego relajar cada grupo muscular, comenzando desde los pies y avanzando hacia la cabeza. Para practicar la relajación progresiva, encuentra un lugar tranquilo y cómodo. Comienza por concentrarte en tus pies, tensando los músculos durante cinco segundos antes de liberar la tensión y notar cómo se sienten al relajarse. Luego, sigue con las pantorrillas, los muslos, el abdomen, los brazos, el cuello y finalmente la cara. Al final de este ejercicio, deberías sentir una notable sensación de relajación en todo tu cuerpo.

Otra técnica que combina respiración y movimiento es el yoga. El yoga no solo promueve la flexibilidad y la fuerza, sino que también es una práctica excelente para calmar la mente. A través de posturas y secuencias de movimientos conscientes, el yoga ayuda a sincronizar la respiración con el movimiento, lo que crea una experiencia meditativa. Existen muchas formas de yoga, desde las más suaves y restaurativas hasta las más dinámicas. Puedes experimentar diferentes estilos y encontrar el que mejor se adapte a tus necesidades. Las clases de yoga guiadas, ya sean presenciales o en línea, ofrecen una excelente manera de comenzar.

La práctica de Tai Chi, una forma de arte marcial chino que combina movimiento suave y respiración, también es altamente efectiva para calmar la mente y reducir el estrés. Tai Chi se basa en movimientos lentos y fluidos que se sincronizan con la respiración, promoviendo la relajación y la concentración. Las sesiones de Tai Chi pueden variar en duración, y son accesibles para personas de todas las edades y niveles de condición física. Al igual que el yoga, Tai Chi se puede practicar en grupo o individualmente, y hay muchos recursos en línea que pueden ayudarte a comenzar.

El uso de la aromaterapia puede complementar los ejercicios de respiración y relajación, mejorando la experiencia de calmar la mente. Algunos aceites esenciales, como la lavanda, el jazmín y la menta, se conocen por sus propiedades relajantes. Puedes utilizar un difusor de aceites esenciales en casa mientras realizas ejercicios de respiración o simplemente aplicar unas gotas en las muñecas o el cuello. La aromaterapia ayuda a crear un ambiente propicio para la relajación, favoreciendo una conexión más profunda con el proceso de calmar la mente.

Un enfoque que ha ganado popularidad en los últimos años es el uso de sonidos binaurales y música relajante. Estos sonidos, que pueden encontrarse en aplicaciones y plataformas de música, utilizan frecuencias específicas que ayudan a inducir un estado de calma y concentración. Al escuchar música relajante mientras practicas ejercicios de respiración, puedes mejorar la experiencia y facilitar una mayor conexión con tu cuerpo y mente. Crear una lista de reproducción de música que te inspire tranquilidad puede ser un recurso valioso en tu práctica de relajación.

El uso de afirmaciones positivas también puede ser una herramienta útil para calmar la mente. Las afirmaciones son declaraciones que refuerzan una creencia positiva sobre uno mismo. Al practicar la respiración consciente mientras repites afirmaciones, puedes programar tu mente para adoptar una perspectiva más positiva. Por ejemplo, puedes repetir frases como "estoy en paz" o "soy capaz de manejar cualquier situación". Estas afirmaciones, combinadas con ejercicios de respiración, pueden crear una poderosa sinergia para calmar la mente y reducir la ansiedad.

La práctica del autocuidado es fundamental para mantener una mente tranquila y equilibrada. Dedicar tiempo a actividades que disfrutes, ya sea leer, pasear al aire libre, practicar un pasatiempo o simplemente descansar, es esencial para el bienestar mental. Al incorporar ejercicios de respiración y relajación en tu rutina de autocuidado, puedes fortalecer tu capacidad para enfrentar los desafíos de la vida diaria con mayor calma y resiliencia.

Establecer una rutina diaria de ejercicios de respiración y relajación puede ser extremadamente beneficioso. Puedes reservar unos minutos cada mañana para comenzar el día con una mente clara y centrada, o dedicar tiempo por la noche para liberar la tensión acumulada durante el día. Sea cual sea el momento que elijas, la consistencia es clave para experimentar los beneficios a largo plazo. A medida que te familiarices con estas prácticas, es probable que encuentres una mayor facilidad para calmar la mente y manejar el estrés.

Recuerda que es normal que los pensamientos negativos y la ansiedad surjan de vez en cuando. La clave está en no dejar que estos pensamientos te controlen. Al integrar ejercicios de respiración y relajación en tu vida diaria, podrás desarrollar herramientas efectivas para gestionar esos momentos de dificultad. La práctica regular te permitirá cultivar una mayor resiliencia emocional y una sensación duradera de paz interior.

Además, al experimentar con diferentes ejercicios, puedes descubrir cuáles son los más efectivos para ti. Algunas personas pueden encontrar alivio inmediato con la respiración

abdominal, mientras que otras pueden preferir la meditación guiada o la práctica de yoga. La variedad de técnicas disponibles te permite personalizar tu enfoque para calmar la mente y adaptarlo a tus preferencias y necesidades individuales.

Con el tiempo, los ejercicios de respiración y relajación pueden convertirse en una parte integral de tu vida, brindándote un recurso valioso para afrontar el estrés y la ansiedad. No solo mejorarás tu salud mental y emocional, sino que también desarrollarás una mayor conciencia de ti mismo y de tus respuestas a las situaciones de la vida. Este crecimiento personal es fundamental para cultivar una mente tranquila y equilibrada.

Es importante tener en cuenta que los cambios no ocurren de la noche a la mañana. La práctica de la respiración y la relajación es un viaje que requiere paciencia y dedicación. A medida que te comprometes con este viaje, podrás notar mejoras significativas en tu bienestar mental y emocional. Recuerda que cada pequeño paso cuenta y que cada sesión de respiración y relajación es una inversión en tu paz interior.

Por último, si en algún momento sientes que la ansiedad o el estrés son abrumadores, no dudes en buscar apoyo profesional. Un terapeuta o consejero puede ofrecerte herramientas y estrategias adicionales para gestionar tus emociones y mejorar tu bienestar. No hay nada de malo en pedir ayuda, y hacerlo puede ser un paso poderoso en tu viaje hacia la calma y la tranquilidad.

En resumen, los ejercicios de respiración y relajación son herramientas efectivas y accesibles para calmar la mente y reducir el estrés. A través de diversas técnicas, como la respiración abdominal, la meditación guiada, el yoga y la relajación progresiva, puedes cultivar una mayor paz interior y resiliencia emocional. La práctica regular de estas técnicas puede transformar tu forma de enfrentar los desafíos de la vida, permitiéndote disfrutar de un mayor bienestar y tranquilidad. La clave está en la dedicación y el compromiso contigo mismo, así como en la disposición a explorar diferentes métodos hasta encontrar los que mejor se adapten a tus necesidades. Al hacerlo, estarás en el camino hacia una mente más serena y equilibrada.

Prácticas de Escritura para Desahogar y Organizar Ideas

La escritura es una herramienta poderosa que nos permite desahogar pensamientos, organizar ideas y explorar emociones. A lo largo de la vida, todos enfrentamos momentos de confusión, ansiedad y sobrecarga mental, y la escritura puede servir como un refugio. A través de diversas prácticas de escritura, podemos aprender a clarificar nuestros pensamientos, darles forma y, en última instancia, encontrar una mayor paz mental. Este ensayo explora diferentes métodos y ejercicios de escritura que no solo facilitan el desahogo emocional, sino que también ayudan a organizar y estructurar nuestras ideas.

Una de las prácticas más accesibles y efectivas es el diario personal. Llevar un diario es una forma de expresar libremente nuestros pensamientos y sentimientos sin la presión de un público. No existen reglas estrictas en esta práctica; puedes escribir lo que desees, desde reflexiones diarias hasta sueños, preocupaciones o momentos de alegría. Al comenzar, elige un momento del día que te resulte conveniente. Puede ser por la mañana, al despertar, o por la noche, antes de dormir. Consigue un cuaderno que te inspire, ya sea uno simple o uno decorado, y permítete escribir sin censura. No te preocupes por la gramática o la ortografía; el objetivo es dejar fluir tus pensamientos.

Escribir en un diario puede tener efectos terapéuticos, ya que actúa como un mecanismo de catarsis. Cuando plasmas tus pensamientos en papel, externalizas lo que puede estar agobiándote. Este proceso no solo reduce la carga emocional, sino que también te permite reflexionar sobre tus experiencias y emociones. Después de un tiempo, podrás volver a leer tus entradas y observar tu evolución personal. A menudo, te sorprenderás al ver cómo has superado desafíos o cómo has crecido en diferentes aspectos de tu vida.

Una variación del diario personal es el uso de listas de gratitud. Esta práctica consiste en escribir diariamente o semanalmente cosas por las que estás agradecido. La gratitud ha demostrado tener un impacto positivo en nuestra salud mental, y al enfocarnos en lo positivo, podemos desahogar la negatividad acumulada. Haz una lista de al menos tres cosas por las que sientes gratitud cada día. Pueden ser cosas simples, como disfrutar de una buena taza de café, recibir un cumplido o tener un momento de conexión con un ser querido. Esta práctica ayuda a reorganizar tu perspectiva y a encontrar alegría en los momentos cotidianos.

Otra técnica de escritura útil es el "brain dump" o "volcado de ideas". Este ejercicio consiste en tomar un papel y un bolígrafo y escribir todo lo que tienes en la cabeza en ese momento. No te preocupes por la coherencia o la estructura; simplemente escribe todo lo que te venga a la mente. Este ejercicio es especialmente beneficioso cuando te sientes abrumado o cuando tienes muchas cosas que hacer. Al volcar tus pensamientos, liberas espacio mental y puedes ver más claramente qué es lo que realmente necesitas abordar. Una vez que hayas hecho el volcado de ideas, puedes revisar la lista y comenzar a categorizar o priorizar los elementos que has escrito.

La escritura libre es otra técnica valiosa que permite a los escritores expresarse sin restricciones. Dedica un tiempo determinado, como diez o quince minutos, para escribir lo que se te ocurra, sin preocuparte por la gramática, la estructura o la coherencia. Simplemente deja que las palabras fluyan. Este ejercicio puede ayudarte a descubrir pensamientos o emociones que no sabías que tenías. Es una manera de acceder a tu subconsciente y explorar ideas que pueden estar enterradas. Después de este ejercicio, puedes identificar patrones o temas recurrentes que te pueden guiar hacia un mayor entendimiento de ti mismo.

Una forma de dar estructura a tus ideas es mediante el uso de mapas mentales. Un mapa mental es una herramienta visual que te permite organizar información de manera creativa. Para crear un mapa mental, comienza escribiendo el tema principal en el centro de una hoja y luego dibuja ramas que representen ideas o conceptos relacionados. Puedes usar colores, dibujos o imágenes para hacer el mapa más visual y atractivo. Esta técnica es especialmente útil cuando estás trabajando en un proyecto más grande o en la planificación de un escrito, ya que te permite ver cómo se conectan las diferentes ideas y facilitar el proceso de organización.

Si prefieres una estructura más tradicional, considera el uso de esquemas o outlines. Un esquema es una forma de organizar tus pensamientos en una jerarquía. Puedes comenzar con una idea principal y luego dividirla en subtemas o puntos más específicos. Este ejercicio no solo te ayuda a organizar tus ideas, sino que también puede servir como un mapa para tus escritos. Al tener un esquema claro, te resultará más fácil redactar, ya que tendrás una guía que seguir.

La escritura reflexiva es otra práctica que puede ser transformadora. Este tipo de escritura implica tomar un momento para reflexionar sobre una experiencia o situación específica y luego plasmar tus pensamientos y sentimientos al respecto. Puedes preguntarte: ¿Qué aprendí de esta experiencia? ¿Cómo me sentí en ese momento? ¿Qué haría diferente si tuviera la oportunidad? Este proceso de reflexión no solo te permite desahogar emociones, sino que también fomenta el crecimiento personal y el aprendizaje a partir de tus experiencias.

El uso de prompts o preguntas de escritura también puede ser útil para inspirarte y dirigir tus pensamientos. Los prompts son frases o preguntas diseñadas para estimular la escritura y ayudarte a enfocar tu mente. Por ejemplo, puedes utilizar prompts como "Describe un momento en que te sentiste realmente feliz" o "Escribe sobre un desafío que hayas superado". Los prompts pueden ser especialmente útiles cuando te sientes atascado o no sabes por dónde empezar. Al responder a estas preguntas, puedes descubrir nuevas ideas y perspectivas que quizás no habías considerado.

La escritura creativa, como la poesía o la narrativa breve, también puede ser un medio eficaz para desahogar y organizar ideas. Al escribir ficción o poesía, puedes explorar emociones complejas de una manera más abstracta y simbólica. Esta forma de escritura te permite distanciarte de tus propias experiencias mientras sigues explorando temas y sentimientos relevantes. Además, la creatividad puede ser terapéutica y ayudarte a ver las cosas desde un nuevo ángulo. Si nunca has probado a escribir poesía, comienza con un simple poema en verso libre. No te preocupes por las reglas; simplemente deja que tus sentimientos fluyan.

El journaling temático es otra variación del diario personal. En lugar de escribir sobre lo que sucedió en tu día, puedes elegir un tema específico para explorar en profundidad. Por ejemplo, puedes dedicar una semana a reflexionar sobre la felicidad, el amor o la resiliencia. Esto te permitirá profundizar en tus pensamientos sobre un tema en particular y puede revelar patrones o creencias que de otro modo pasarían desapercibidos. La escritura temática puede enriquecer tu autoexploración y ayudarte a establecer conexiones más significativas con tus experiencias.

La escritura colaborativa es otra práctica que puede ofrecer un nuevo enfoque a tu proceso de desahogo y organización de ideas. Involucra compartir tus escritos con otros, ya sea a través de grupos de escritura, talleres o simplemente intercambiando escritos con amigos. Este proceso puede brindarte una nueva perspectiva sobre tus ideas y ayudarte a identificar áreas que podrían beneficiarse de más desarrollo. La retroalimentación constructiva de los demás puede ser invaluable y te motivará a continuar escribiendo y perfeccionando tus habilidades.

La creación de un blog o un espacio en línea donde puedas compartir tus pensamientos y experiencias también puede ser una forma efectiva de desahogar y organizar tus ideas. Un blog te permite escribir sobre lo que te apasiona, compartir tus experiencias y conectarte con otros que pueden estar pasando por situaciones similares. La escritura en un blog fomenta la claridad, ya que te empuja a estructurar tus ideas de una manera que sea accesible para los demás. Además, recibir comentarios de los lectores puede brindarte nuevas perspectivas y motivación para seguir escribiendo.

Establecer una rutina de escritura es fundamental para maximizar los beneficios de estas prácticas. Designar un tiempo específico cada día o cada semana para escribir puede ayudar a convertir la escritura en un hábito. Al igual que con cualquier habilidad, la práctica regular es clave para mejorar. No te desanimes si al principio sientes que tus escritos no son lo suficientemente buenos. La escritura es un proceso de crecimiento, y cada palabra que plasmas en el papel te acerca a una mayor claridad y entendimiento.

Además, al convertir la escritura en un hábito, puedes comenzar a notar un cambio en tu perspectiva. Con el tiempo, te sentirás más cómodo expresando tus pensamientos y emociones, y desarrollarás una voz única que refleje quién eres. La escritura se convertirá en una herramienta valiosa para gestionar tus emociones y clarificar tus ideas.

A medida que continúas explorando diferentes prácticas de escritura, es importante recordar que no hay una única forma correcta de escribir. Cada persona tiene su propio estilo y enfoque, y lo que funciona para uno puede no ser adecuado para otro. La clave es experimentar con diferentes técnicas y encontrar las que resuenen contigo. La escritura debe ser un proceso personal y liberador, no una tarea o una obligación.

También es fundamental ser amable contigo mismo durante este proceso. La escritura puede ser un viaje desafiante, y es normal enfrentar bloqueos o momentos de inseguridad. Recuerda que cada palabra cuenta y que el valor de la escritura radica en el proceso, no solo en el resultado final. No te compares con otros escritores; cada uno tiene su propio camino y ritmo. La escritura es una forma de autoexpresión, y tu voz es única y valiosa.

A medida que trabajas en tus habilidades de escritura, también es útil leer regularmente. La lectura no solo te expone a diferentes estilos y géneros, sino que también en riquece tu vocabulario y tu comprensión del lenguaje. Al leer, puedes encontrar inspiración en las palabras de otros y descubrir nuevas formas de abordar tus propios escritos. Además, la lectura te ayuda a ampliar tus perspectivas y a entender cómo otros expresan sus pensamientos y emociones.

Por último, no olvides celebrar tus logros, por pequeños que sean. Cada vez que completes una entrada en tu diario, un poema o un artículo, reconoce tu esfuerzo. La escritura es un viaje personal y cada paso cuenta. Al celebrar tus logros, refuerzas tu motivación para seguir escribiendo y desahogando tus ideas. Recuerda que el objetivo final no es la perfección, sino el crecimiento personal y la claridad mental.

Las prácticas de escritura son herramientas valiosas para desahogar y organizar ideas. A través de técnicas como el diario personal, el volcado de ideas, la escritura libre y los mapas mentales, puedes explorar tus pensamientos y emociones de manera efectiva. La escritura reflexiva, los prompts y la escritura creativa también ofrecen nuevas perspectivas y enfoques para abordar tus experiencias. Establecer una rutina de escritura y ser amable contigo mismo son claves para el crecimiento personal en este viaje. La escritura no solo te permitirá liberar tensiones, sino que también te ayudará a encontrar un mayor entendimiento de ti mismo y de tus ideas, brindándote la claridad y la paz mental que tanto necesitas.

La escritura es una forma de arte que va más allá de la simple comunicación; es un medio para explorar el mundo interior y exterior de una manera profunda y significativa. A menudo, nos encontramos atrapados en un torbellino de pensamientos, preocupaciones y emociones que pueden resultar abrumadores. La escritura se presenta como una herramienta eficaz para despejar la mente, organizar nuestras ideas y dar sentido a nuestras experiencias. Esta capacidad de la escritura para actuar como un canal de expresión emocional y cognitiva es fundamental para nuestra salud mental y bienestar.

Una de las maneras más efectivas de aprovechar los beneficios de la escritura es a través de la creación de un diario personal. Este diario se convierte en un espacio privado y seguro donde puedes verter tus pensamientos y sentimientos sin el temor de ser juzgado. La práctica regular de llevar un diario te permite establecer una conexión más profunda contigo mismo y entender tus emociones de manera más clara. Con el tiempo, este proceso de autoexploración puede llevarte a una mayor autoconciencia y claridad mental.

Al comenzar tu diario, puedes optar por una estructura simple que te permita fluir con tus pensamientos. Por ejemplo, podrías comenzar con una frase que capture tu estado de ánimo del día. Luego, permite que tus pensamientos se desplieguen de forma natural. No te preocupes por la gramática o la ortografía; el objetivo es liberar la mente. A medida que escribes, puede que surjan patrones en tus emociones o pensamientos. Quizás notes que ciertos temas o preocupaciones se repiten con frecuencia, lo que puede ser una señal de que necesitas abordar estos aspectos en tu vida.

Llevar un diario no solo ayuda a desahogar pensamientos negativos, sino que también facilita la identificación de momentos positivos. Al final de cada semana, puedes dedicar un tiempo a revisar tus entradas y anotar los momentos que te hicieron sentir bien. Esta práctica de gratitud es una forma efectiva de cambiar tu enfoque mental hacia lo positivo. A menudo, estamos tan ocupados lidiando con lo negativo que olvidamos reconocer los pequeños momentos de alegría que pueden tener un gran impacto en nuestro bienestar.

Otra técnica poderosa es el "brain dump" o volcado de ideas. Este ejercicio consiste en escribir todo lo que tienes en mente sin filtro. Puedes hacerlo en un momento de estrés, cuando te sientes abrumado o incluso cuando te preparas para un día lleno de tareas. Tómate unos minutos para escribir todo lo que se te ocurra. Al hacerlo, liberas espacio mental y aclaras lo que realmente importa. A menudo, las preocupaciones pueden parecer más grandes de lo que realmente son cuando las llevamos solo en nuestra mente.

Después de realizar un volcado de ideas, puedes revisar lo que has escrito y empezar a organizar los pensamientos. Esta es una excelente oportunidad para clasificar las preocupaciones en categorías como "urgentes", "importantes" o "menores". Este proceso de priorización no solo reduce la ansiedad, sino que también proporciona una hoja de ruta clara para abordar las tareas o problemas que surgen en tu mente.

La escritura libre es otra técnica efectiva para liberar pensamientos y emociones. Se trata de dedicar un tiempo específico, como 10 o 15 minutos, a escribir lo que te venga a la mente sin restricciones. Puedes comenzar con una frase simple, como "Hoy me siento..." y dejar que las palabras fluyan. Esta práctica puede ayudar a desbloquear pensamientos que podrían estar retenidos y ofrecerte un acceso directo a tus emociones más profundas. Después de escribir, tómate un momento para leer lo que has escrito y reflexiona sobre ello. Podrías descubrir sentimientos que no sabías que tenías o pensamientos que podrían guiarte hacia una mejor comprensión de tus circunstancias actuales.

Si sientes que te falta dirección o que tus pensamientos son demasiado caóticos, considera el uso de mapas mentales. Esta técnica visual permite organizar tus ideas de manera gráfica. Comienza con un concepto central en el medio de una hoja y dibuja ramas que representen ideas relacionadas. Esto no solo te ayudará a visualizar la conexión entre diferentes pensamientos, sino que también puede hacer que el proceso de escritura sea más dinámico y creativo. Los mapas mentales son especialmente útiles cuando estás trabajando en un proyecto o un tema específico y necesitas ver cómo se interrelacionan los diferentes componentes.

Por otro lado, los esquemas o outlines pueden proporcionarte una estructura más tradicional para organizar tus ideas. Un esquema comienza con una idea central y se ramifica en subtemas y puntos específicos. Este tipo de estructura puede ser útil si te enfrentas a un proyecto más grande, como un ensayo o una presentación. Al delinear tus ideas, puedes identificar áreas que necesitan más investigación o desarrollo y asegurarte de que todos los aspectos importantes estén cubiertos. La claridad que proporciona un esquema puede reducir la ansiedad y ayudarte a sentirte más preparado para abordar el trabajo.

La escritura reflexiva es una técnica que invita a una mayor introspección. Consiste en tomar un momento para reflexionar sobre una experiencia o situación particular y luego escribir sobre tus pensamientos y sentimientos al respecto. Preguntas como "¿Qué aprendí de esta experiencia?" o "¿Cómo me sentí en ese momento?" pueden guiarte en este proceso. Al reflexionar, puedes descubrir lecciones valiosas y cómo has crecido a partir de ciertas experiencias. Esta forma de escritura no solo es un medio para desahogar emociones, sino que también fomenta el crecimiento personal.

El uso de prompts de escritura, o preguntas de escritura, puede ser útil para inspirarte y dirigir tus pensamientos. Un prompt es una frase o pregunta diseñada para estimular la escritura y ayudarte a enfocar tu mente. Por ejemplo, "Escribe sobre un momento en que te sentiste realmente orgulloso de ti mismo" o "¿Cuál es un sueño que siempre has tenido y por qué es importante para ti?" Este tipo de preguntas pueden abrir nuevas vías de exploración y reflexión que quizás no habrías considerado de otro modo. La clave es elegir prompts que resuenen contigo y que te empujen a profundizar en tus pensamientos y emociones.

La escritura creativa, como la poesía o la narrativa, también puede ser un medio poderoso para desahogar y organizar tus ideas. La escritura creativa te permite explorar emociones complejas a través de un prisma diferente, lo que puede ser liberador. Si te sientes inspirado, intenta escribir un poema sobre tus sentimientos actuales. La poesía a menudo permite expresar lo que no se puede articular fácilmente en prosa. Si prefieres la narrativa, considera escribir un cuento corto que explore un tema que te preocupe. Este ejercicio no solo te permite desahogar emociones, sino que también fomenta tu creatividad y te ayuda a ver el mundo desde una perspectiva nueva.

El journaling temático puede enriquecer aún más tu proceso de escritura. En lugar de simplemente escribir sobre lo que sucedió en tu día, puedes dedicar una semana o un mes a explorar un tema específico. Por ejemplo, podrías elegir la felicidad, la resiliencia o el amor como temas de reflexión. Al hacerlo, te permites profundizar en tus pensamientos y emociones sobre esos temas, y puedes notar patrones o creencias que podrían estar afectando tu vida diaria. Esta práctica no solo es enriquecedora, sino que también te ofrece una forma de autoconocimiento y crecimiento personal.

Además de estas técnicas, la escritura colaborativa puede ofrecer un nuevo enfoque a tu proceso de desahogo y organización de ideas. Compartir tus escritos con otros, ya sea a través de grupos de escritura o talleres, te brinda una nueva perspectiva sobre tus ideas. La retroalimentación constructiva de los demás puede ser invaluable y te motivará a seguir escribiendo y perfeccionando tus habilidades. La escritura colaborativa también fomenta un sentido de comunidad, lo cual es fundamental para el bienestar emocional. Saber que no estás solo en tu proceso puede ser un gran alivio y una fuente de apoyo.

Establecer una rutina de escritura es fundamental para maximizar los beneficios de estas prácticas. Designar un tiempo específico cada día o cada semana para escribir puede ayudarte a convertir la escritura en un hábito. Con el tiempo, esta práctica se convertirá en una parte natural de tu rutina diaria. Al igual que con cualquier habilidad, la práctica regular es clave para mejorar. No te desanimes si al principio sientes que tus escritos no son lo suficientemente buenos. La escritura es un proceso de crecimiento, y cada palabra que plasmas en el papel te acerca a una mayor claridad y entendimiento.

Además, al convertir la escritura en un hábito, puedes comenzar a notar un cambio en tu perspectiva. Con el tiempo, te sentirás más cómodo expresando tus pensamientos y emociones, y desarrollarás una voz única que refleje quién eres. La escritura se convertirá en una herramienta valiosa para gestionar tus emociones y clarificar tus ideas. Esta conexión más profunda contigo mismo puede conducir a una mayor paz mental y una sensación de propósito en tu vida.

A medida que trabajas en tus habilidades de escritura, también es útil leer regularmente. La lectura no solo te expone a diferentes estilos y géneros, sino que también enriquece tu vocabulario y tu comprensión del lenguaje. Al leer, puedes encontrar inspiración en las palabras de otros y descubrir nuevas formas de abordar tus propios escritos. Además, la lectura te ayuda a ampliar tus perspectivas y a entender cómo otros expresan sus pensamientos y emociones. La exposición a diferentes voces literarias puede enriquecer tu propia escritura y ofrecerte nuevas ideas para explorar.

Es crucial ser amable contigo mismo durante este proceso. La escritura puede ser un viaje desafiante, y es normal enfrentar bloqueos o momentos de inseguridad. Recuerda que cada palabra cuenta y que el valor de la escritura radica en el proceso, no solo en el resultado final. No te compares con otros escritores; cada uno tiene su propio camino y ritmo. La escritura es una forma de autoexpresión, y tu voz es única y valiosa. Permítete explorar y experimentar sin miedo a los juicios externos.

A medida que avanzas en tu viaje de

escritura, considera crear un espacio dedicado para escribir. Este espacio debe ser cómodo y propicio para la creatividad. Un rincón tranquilo de tu hogar, con buena iluminación y sin distracciones, puede ser el lugar perfecto para que fluyan tus pensamientos. Personaliza este espacio a tu gusto, añadiendo elementos que te inspiren, como fotografías, citas motivacionales o plantas. Al crear un ambiente agradable, te sentirás más inclinado a sentarte y escribir.

Finalmente, no olvides celebrar tus logros, por pequeños que sean. Cada vez que completes una entrada en tu diario, un poema o un artículo, reconoce tu esfuerzo. La escritura es un viaje personal, y cada paso cuenta. Al celebrar tus logros, refuerzas tu motivación para seguir escribiendo y desahogando tus ideas. Recuerda que el objetivo final no es la perfección, sino el crecimiento personal y la claridad mental.

Las prácticas de escritura son herramientas valiosas para desahogar y organizar ideas. A través de técnicas como el diario personal, el volcado de ideas, la escritura libre y los mapas mentales, puedes explorar tus pensamientos y emociones de manera efectiva. La escritura reflexiva, los prompts y la escritura creativa también ofrecen nuevas perspectivas y enfoques para abordar tus experiencias. Establecer una rutina de escritura y ser amable contigo mismo son claves para el crecimiento personal en este viaje. La escritura no solo te permitirá liberar tensiones, sino que también te ayudará a encontrar un mayor entendimiento de ti mismo y de tus ideas, brindándote la claridad y la paz mental que tanto necesitas.

Al final, es importante recordar que la escritura es un viaje, no un destino. A medida que te sumerges en este proceso, te darás cuenta de que cada palabra que plasmas en el papel es una parte de ti. Cada reflexión, cada emoción y cada idea son pasos hacia un mayor autoconocimiento y bienestar. La escritura no solo te ayuda a desahogar y organizar tus pensamientos, sino que también te ofrece una ventana a tu mundo interior, permitiéndote navegar por las complejidades de la vida con mayor claridad y comprensión. Con el tiempo, te convertirás en un maestro de tu propia narrativa, capaz de contar tu historia de una manera que resuene contigo y con los demás.

Cambiando el Diálogo Interno hacia un Lenguaje Positivo

El diálogo interno es el conjunto de pensamientos y conversaciones que mantenemos con nosotros mismos a lo largo del día. Este flujo constante de pensamientos puede influir significativamente en nuestra autoestima, nuestra motivación y, en última instancia, en nuestra calidad de vida. A menudo, las personas no se dan cuenta de que su diálogo interno puede ser crítico, negativo o incluso destructivo. Sin embargo, es posible transformar esta conversación interna hacia un lenguaje positivo que fomente la autocompasión, la resiliencia y una mentalidad de crecimiento. Cambiar nuestro diálogo interno no solo es un acto de autocuidado, sino que también es una estrategia poderosa para mejorar nuestro bienestar emocional.

El primer paso para cambiar el diálogo interno es tomar conciencia de cómo nos hablamos a nosotros mismos. Esto implica prestar atención a los pensamientos automáticos que surgen en nuestra mente, especialmente en momentos de desafío o estrés. Muchas veces, estos pensamientos son negativos y se basan en creencias limitantes que hemos internalizado a lo largo de los años. Por ejemplo, es común que alguien se diga a sí mismo "no soy lo suficientemente bueno" o "siempre fracaso". Estos pensamientos no solo son dañinos, sino que también perpetúan un ciclo de autocrítica que puede ser difícil de romper.

Una técnica efectiva para comenzar a cambiar este diálogo interno es la práctica de la atención plena o mindfulness. La atención plena nos enseña a observar nuestros pensamientos sin juzgarlos. Al desarrollar esta habilidad, podemos reconocer cuándo surgen pensamientos negativos y, en lugar de permitir que nos controlen, podemos elegir cómo responder. Por ejemplo, si te encuentras pensando "nunca hago nada bien", puedes reconocer ese pensamiento y luego reformularlo de manera positiva, como "hago lo mejor que puedo y siempre tengo la oportunidad de aprender". Este proceso de observar, reconocer y reformular es fundamental para crear un diálogo interno más saludable.

Además de la atención plena, llevar un diario de pensamientos puede ser una herramienta útil en este proceso. Dedica unos minutos al final del día para escribir los pensamientos que has tenido, especialmente aquellos que son negativos o autocríticos. Después, tómate un momento para revisarlos y reflexionar sobre ellos. Pregúntate si esos pensamientos son verdaderos o si están basados en percepciones distorsionadas. A menudo, al poner nuestros pensamientos en papel, podemos ver con mayor claridad cómo nos estamos tratando a nosotros mismos y, en consecuencia, es más fácil reformular esos pensamientos de manera más positiva.

Una forma de enriquecer nuestro diálogo interno es incorporar afirmaciones positivas. Las afirmaciones son declaraciones que podemos repetir para ayudarnos a reprogramar nuestra mente. Por ejemplo, si luchas con la inseguridad, puedes repetir afirmaciones como "soy capaz", "merece el éxito" o "cada día estoy creciendo". Estas afirmaciones funcionan mejor si se enuncian en tiempo presente y con convicción. Al hacerlo, comenzamos a alinear nuestro diálogo interno con nuestras metas y aspiraciones. Es importante recordar que la repetición es clave; cuanto más repetimos estas afirmaciones, más se convierten en parte de nuestro diálogo interno.

Las afirmaciones no solo deben ser generales, sino que también pueden ser específicas para situaciones que nos preocupan. Por ejemplo, si tienes miedo de hablar en público, podrías crear una afirmación como "me comunico con confianza y claridad". Este enfoque específico permite que las afirmaciones se conecten directamente con nuestras experiencias, lo que aumenta su efectividad. Practicar afirmaciones antes de situaciones desafiantes puede ayudarnos a sentirnos más preparados y empoderados.

Otro aspecto clave en el cambio del diálogo interno es el papel de la autocompasión. La autocompasión implica tratarnos con la misma amabilidad y comprensión que ofreceríamos a un amigo en situaciones difíciles. Muchas personas son muy críticas consigo mismas, pero al cultivar la autocompasión, podemos aprender a ser más amables y comprensivos. Esto implica reconocer que todos cometemos errores y que la imperfección es parte de la experiencia humana. Cuando nos enfrentamos a desafíos o fracasos, en lugar de criticarnos duramente, podemos decirnos a nosotros mismos que es normal sentirse así y que está bien fallar a veces.

Un ejercicio efectivo para desarrollar la autocompasión es el de escribir una carta a uno mismo. En esta carta, puedes expresar comprensión y apoyo hacia tus propias luchas. Puedes comenzar con frases como "Querido yo, entiendo que estás pasando por un momento difícil" y luego continuar reconociendo tus emociones y ofreciendo palabras de aliento. Esta práctica no solo ayuda a suavizar el diálogo interno, sino que también crea un sentido de conexión y cuidado hacia uno mismo.

El entorno en el que nos encontramos también influye en nuestro diálogo interno. A menudo, la negatividad puede provenir de las personas con las que interactuamos o de los medios de comunicación que consumimos. Es fundamental rodearse de personas que fomenten un diálogo positivo y que apoyen nuestro crecimiento. Esto puede implicar distanciarse de relaciones tóxicas o simplemente elegir pasar más tiempo con aquellos que inspiran y motivan. Asimismo, al seleccionar cuidadosamente la información que consumimos, ya sea a través de redes sociales, libros o noticias, podemos asegurarnos de que lo que nos rodea contribuya a un diálogo interno más positivo.

También es útil desarrollar un vocabulario positivo que podamos utilizar en nuestras conversaciones internas. Esto significa identificar palabras y frases que nos hagan sentir bien y que promuevan una mentalidad optimista. Por ejemplo, en lugar de pensar "no puedo hacer esto", podemos reformularlo como "esto es un desafío, pero estoy dispuesto a intentarlo". A medida que trabajamos para cambiar nuestro lenguaje interno, es posible que nos sintamos más empoderados y motivados para enfrentar desafíos y alcanzar nuestros objetivos.

El cambio del diálogo interno no es un proceso que se produzca de la noche a la mañana. Requiere práctica, paciencia y compromiso. A medida que comenzamos a notar mejoras, es importante celebrar esos pequeños logros. Esto puede ser tan simple como reconocer que un día tuviste menos pensamientos negativos o que te fue mejor en una situación desafiante gracias a tu nuevo enfoque. Al celebrar estos logros, reforzamos el cambio positivo y nos motivamos a continuar.

La visualización también puede ser una herramienta poderosa para cambiar nuestro diálogo interno. Al imaginar situaciones en las que nos sentimos seguros y competentes, podemos programar nuestra mente para responder de manera más positiva cuando realmente nos enfrentamos a esos escenarios. Por ejemplo, si tienes un examen o una presentación importante, puedes visualizarte teniendo éxito, sintiéndote confiado y capaz. Esta práctica de visualización no solo cambia el diálogo interno, sino que también puede ayudar a reducir la ansiedad y el estrés.

Además, la práctica de la gratitud puede tener un impacto significativo en nuestro diálogo interno. Al centrarnos en lo que agradecemos en nuestras vidas, comenzamos a desplazar nuestra atención de lo negativo a lo positivo. Una manera fácil de incorporar la gratitud es crear un diario de gratitud donde anotes tres cosas por las que estás agradecido cada día. Este simple ejercicio puede cambiar tu perspectiva y ayudarte a ver lo positivo en cada situación, lo que, a su vez, cambia la conversación interna.

La meditación también puede jugar un papel importante en el cambio del diálogo interno. A través de la meditación, podemos aprender a observar nuestros pensamientos sin identificarnos con ellos. Esto nos da la oportunidad de reconocer los pensamientos negativos y decidir si queremos darles poder o dejarlos ir. Al crear este espacio entre nosotros y nuestros pensamientos, podemos cultivar una mentalidad más positiva y un diálogo interno más saludable.

El ejercicio físico es otra forma efectiva de cambiar el diálogo interno. La actividad física libera endorfinas, que son hormonas que mejoran el estado de ánimo. Cuando hacemos ejercicio, es más probable que nos sintamos bien con nosotros mismos y que tengamos pensamientos positivos. Además, el ejercicio puede servir como una forma de meditación en movimiento, donde podemos concentrarnos en nuestras respiraciones y en el momento presente, lo que ayuda a calmar la mente y a reducir la rumiación negativa.

Es importante recordar que el cambio del diálogo interno es un viaje continuo. Habrá días en los que lucharemos con pensamientos negativos, y está bien. La clave es no ser duros con nosotros mismos en esos momentos, sino recordar que estamos en un proceso de crecimiento y que es normal tener altibajos. Al ser pacientes y compasivos con nosotros mismos, podemos fomentar un ambiente interno que apoye nuestro desarrollo personal.

Con el tiempo, al practicar la atención plena, las afirmaciones, la autocompasión y otras herramientas, comenzaremos a notar que nuestro diálogo interno se transforma. Las palabras que elegimos usar cuando nos hablamos a nosotros mismos tienen un profundo impacto en nuestra vida diaria. Al cambiar el diálogo interno hacia un lenguaje positivo, no solo mejoramos nuestra autoestima, sino que también abrimos la puerta a nuevas oportunidades y posibilidades.

La transformación del diálogo interno no solo afecta cómo nos vemos a nosotros mismos, sino que también influye en nuestras relaciones con los demás. Cuando cultivamos un diálogo interno positivo, es más probable que tratemos a los demás con amabilidad y comprensión. Esto crea un ciclo positivo en el que nuestro propio bienestar mejora y nuestras interacciones con los demás se vuelven más gratificantes.

Al final del día, cambiar el diálogo interno hacia un lenguaje positivo es un acto de amor propio. Requiere esfuerzo y dedicación, pero los beneficios son invaluables. Con cada pequeño paso que damos para ser más amables con nosotros mismos, estamos construyendo una base sólida para nuestro bienestar emocional. Al cambiar la forma en que nos hablamos, cambiamos la forma en que experimentamos el mundo. La transformación comienza dentro de nosotros, y a medida que cultivamos un diálogo interno positivo, podemos enfrentar los desafíos de la vida con una

nueva perspectiva y confianza.

El cambio del diálogo interno hacia un lenguaje positivo es un proceso enriquecedor que involucra múltiples dimensiones de nuestra vida. Al abordar este cambio, es esencial entender que el diálogo interno no ocurre en un vacío; está entrelazado con nuestras experiencias pasadas, nuestras relaciones interpersonales y nuestras creencias fundamentales sobre nosotros mismos. Cada uno de estos elementos puede influir en la forma en que hablamos con nosotros mismos y, a su vez, cómo nos relacionamos con el mundo que nos rodea.

Uno de los obstáculos más comunes que encontramos en este camino es la tendencia a la rumiación. La rumiación es un proceso en el que nos quedamos atrapados en un ciclo de pensamientos negativos, reviviendo eventos pasados o preocupaciones futuras sin poder liberarnos de ellos. Este patrón no solo afecta nuestro estado emocional, sino que también puede llevar a una disminución en nuestra capacidad para enfrentar nuevos desafíos. Para contrarrestar la rumiación, es importante implementar estrategias efectivas que nos ayuden a redirigir nuestros pensamientos.

Una de estas estrategias es la práctica de "desvinculación". Esto implica reconocer que no somos nuestros pensamientos y que tenemos la capacidad de elegir a cuáles les damos atención. Al entender que los pensamientos son simplemente eso, pensamientos, podemos empezar a soltarlos en lugar de aferrarnos a ellos. Una forma de practicar esto es mediante la técnica de visualización, donde imaginamos que nuestros pensamientos negativos son nubes en el cielo. En lugar de aferrarnos a esas nubes, permitimos que fluyan y se desvanecen. Este ejercicio puede proporcionar una sensación de liberación y disminuir el peso que llevamos al cargar con pensamientos negativos.

Otra técnica útil es el uso de metáforas. Las metáforas pueden ser herramientas poderosas para ayudar a reconfigurar nuestro diálogo interno. Por ejemplo, puedes imaginar que tu mente es un jardín. Los pensamientos positivos son flores que crecen y prosperan, mientras que los pensamientos negativos son malas hierbas que necesitan ser arrancadas. Cada vez que tienes un pensamiento negativo, puedes visualizarlo como una mala hierba y decidir activamente desarraigarlo, permitiendo que tus flores florezcan. Esta metáfora no solo hace que el proceso sea más visual y accesible, sino que también puede hacer que el cambio se sienta más manejable.

La escritura también juega un papel crucial en el cambio del diálogo interno. A través de la escritura, podemos procesar nuestras emociones y pensamientos de manera más efectiva. Llevar un diario no solo nos permite registrar nuestros pensamientos, sino que también nos ofrece una oportunidad para reflexionar sobre ellos. Al escribir sobre nuestras experiencias y emociones, podemos empezar a identificar patrones en nuestro diálogo interno que quizás no hemos reconocido anteriormente. Por ejemplo, si notas que constantemente te criticas por pequeños errores, puedes comenzar a trabajar en la reformulación de esos pensamientos. La escritura es una herramienta que no solo permite la autoexploración, sino que también actúa como un medio para transformar nuestra narrativa interna.

El diálogo interno positivo también se ve beneficiado al establecer metas claras y alcanzables. Cuando tenemos objetivos concretos, podemos guiar nuestro diálogo interno hacia la motivación y el empoderamiento. Establecer metas pequeñas y alcanzables es una forma efectiva de crear un sentido de logro, lo que refuerza un diálogo interno positivo. Por ejemplo, en lugar de pensar "nunca logro nada", puedes cambiarlo por "hoy voy a hacer algo pequeño que me acerque a mis metas". Cada paso que tomamos hacia nuestras metas nos brinda la oportunidad de celebrar nuestros logros y alimentar un diálogo interno positivo.

La visualización también puede ser fundamental en este proceso. Tomarse el tiempo para imaginar el éxito y los resultados positivos que deseas puede cambiar tu perspectiva y el lenguaje que usas contigo mismo. Por ejemplo, si deseas ser un mejor orador, puedes visualizarte en el escenario, sintiéndote seguro y confiado mientras te diriges a tu audiencia. Esta visualización no solo fortalece tu creencia en ti mismo, sino que también cambia el diálogo interno de "no puedo hacerlo" a "estoy preparado y puedo hacerlo". A medida que integras la visualización en tu rutina diaria, te darás cuenta de que tu diálogo interno se alinea más con tus aspiraciones y capacidades.

El ejercicio físico también desempeña un papel crucial en la transformación del diálogo interno. La actividad física no solo libera endorfinas, que mejoran el estado de ánimo, sino que también mejora la autoestima y la autoconfianza. A medida que trabajas en tu cuerpo, también trabajas en tu mente. Cada vez que superas un desafío físico, como completar un entrenamiento o correr una cierta distancia, refuerzas el mensaje de que eres capaz y fuerte. Este mensaje se traduce en tu diálogo interno, ayudándote a reemplazar pensamientos negativos con afirmaciones de poder y resiliencia.

El cuidado personal es otra área que influye en el diálogo interno. Dedicar tiempo a cuidar de nosotros mismos, ya sea a través de la meditación, el ejercicio, la lectura o simplemente disfrutando de un momento de tranquilidad, nos permite recargar energías y replantear nuestro diálogo interno. Cuando nos sentimos bien con nosotros mismos, es más fácil adoptar una mentalidad positiva y un lenguaje interno constructivo. La clave es encontrar prácticas de cuidado personal que resuenen contigo y que puedas integrar de manera regular en tu vida.

El entorno también juega un papel crucial en nuestro diálogo interno. Las personas con las que pasamos tiempo, así como el contenido que consumimos, influyen en nuestras creencias y pensamientos. Si estamos rodeados de personas que fomentan una mentalidad negativa o crítica, es probable que eso se refleje en nuestro propio diálogo interno. Por lo tanto, es fundamental rodearnos de personas que nos inspiren, nos motiven y nos apoyen en nuestro crecimiento personal. Al establecer límites saludables en nuestras relaciones, podemos crear un entorno que favorezca un diálogo interno positivo.

Además de las relaciones interpersonales, la forma en que consumimos información también afecta nuestro diálogo interno. Las redes sociales y los medios de comunicación pueden ser fuentes de comparación y negatividad. Limitar el tiempo que pasamos en plataformas que nos hacen sentir mal con nosotros mismos puede ayudar a crear espacio para un diálogo interno más saludable. En su lugar, podemos buscar contenido que nos inspire y nos brinde herramientas para crecer. Esto puede incluir seguir a personas que promuevan la positividad y el crecimiento personal, leer libros motivacionales o consumir podcasts que nos ayuden a mantener una mentalidad positiva.

El uso de un lenguaje positivo también es esencial en este proceso. Cambiar las palabras que utilizamos cuando hablamos con nosotros mismos puede tener un impacto significativo en nuestro estado mental. En lugar de decir "no puedo", podemos usar "voy a intentarlo". En lugar de "soy un fracaso", podemos decir "estoy aprendiendo". Este cambio en el lenguaje no solo transforma el diálogo interno, sino que también nos permite ver las situaciones de manera diferente. A medida que adoptamos un lenguaje más positivo, empezamos a reprogramar nuestra mente para que responda con optimismo y confianza.

La práctica de la gratitud es otra forma efectiva de fomentar un diálogo interno positivo. Al enfocarnos en lo que tenemos en lugar de lo que nos falta, cambiamos nuestra perspectiva y creamos un espacio para la apreciación en nuestra vida. Llevar un diario de gratitud, donde anotamos cosas por las que estamos agradecidos cada día, puede ayudarnos a reprogramar nuestra mente y centrarla en lo positivo. A medida que cultivamos la gratitud, nuestro diálogo interno se transforma, ya que comenzamos a reconocer y valorar las cosas buenas en nuestras vidas.

El uso de afirmaciones también puede ser una herramienta poderosa para cambiar el diálogo interno. Las afirmaciones son declaraciones positivas que repetimos para ayudarnos a reprogramar nuestra mente. Al utilizar afirmaciones, podemos reforzar un lenguaje interno positivo. Por ejemplo, si tienes una creencia limitante sobre tus habilidades, puedes usar una afirmación como "soy competente y capaz de aprender". Repetir estas afirmaciones a diario puede ayudarnos a reemplazar pensamientos negativos con creencias empoderadoras.

Es crucial ser conscientes de la duración de nuestro diálogo interno negativo. A menudo, los pensamientos negativos pueden convertirse en patrones que se perpetúan si no se abordan. Por ello, es importante reconocer la duración de esos pensamientos y, cuando surjan, tomar medidas para contrarrestarlos. Esto puede incluir la práctica de la atención plena para observar nuestros pensamientos sin juzgarlos y luego decidir conscientemente no aferrarnos a ellos. Cuanto más practiquemos esta atención y reconocimiento, más fácil será transformar nuestro diálogo interno.

El cambio del diálogo interno también implica un proceso de desaprendizaje. Muchas veces, llevamos creencias limitantes que hemos adquirido a lo largo de los años, ya sea a través de nuestras experiencias personales o de las expectativas sociales. Este desaprendizaje puede ser desafiante, ya que implica cuestionar y desmantelar patrones de pensamiento arraigados. Sin embargo, al identificar estas creencias limitantes y trabajar activamente para reemplazarlas por afirmaciones positivas, podemos comenzar a liberarnos de ellas.

Además, es fundamental ser pacientes con nosotros mismos en este proceso. Cambiar el diálogo interno es un viaje que requiere tiempo y esfuerzo. Habrá días en los que puede resultar más difícil y donde los pensamientos negativos pueden parecer abrumadores. En esos momentos, es importante practicar la autocompasión y recordarnos que el cambio lleva tiempo. La paciencia es clave para mantenernos en el camino y celebrar cada pequeño avance que logremos.

La creación de un entorno de apoyo también es esencial para el cambio del diálogo interno. Al compartir nuestras metas y luchas con amigos o familiares que nos apoyen, podemos crear una red de motivación y aliento. Este apoyo social puede ayudarnos a mantenernos en el camino hacia un diálogo interno positivo y a recordarnos que no

estamos solos en este proceso.

Además, el aprendizaje continuo es un componente vital del cambio del diálogo interno. A medida que adquirimos nuevas habilidades y conocimientos, nuestra confianza también aumenta. Esto no solo afecta nuestra percepción de nosotros mismos, sino que también cambia el lenguaje que usamos internamente. La búsqueda de aprendizaje, ya sea a través de cursos, libros o talleres, puede ser una forma efectiva de alimentar un diálogo interno positivo.

La integración de todas estas prácticas en nuestra vida diaria puede tener un impacto transformador. A medida que comenzamos a cambiar nuestro diálogo interno, también notaremos un cambio en nuestra forma de ver el mundo. La vida se convierte en una serie de oportunidades en lugar de obstáculos. Este cambio de perspectiva no solo mejora nuestra salud mental, sino que también afecta nuestras relaciones, nuestro rendimiento en el trabajo y nuestra calidad de vida en general.

Finalmente, es importante recordar que este proceso no es lineal. Habrá altibajos en el camino, y eso está bien. La clave es mantener la intención de mejorar nuestro diálogo interno y estar dispuestos a poner en práctica las herramientas y estrategias que hemos aprendido. Con el tiempo, el cambio se hará más natural, y el lenguaje positivo se convertirá en una parte integral de nuestra vida cotidiana.

Al concluir este proceso de transformación, recordemos que el diálogo interno positivo es una habilidad que se puede cultivar. Cada uno de nosotros tiene la capacidad de cambiar la narrativa interna que llevamos en nuestra mente. A través de la práctica constante, la paciencia y la dedicación, podemos lograr un diálogo interno que refleje no solo nuestras aspiraciones, sino también nuestro verdadero potencial. Este cambio no solo nos beneficia a nosotros, sino que también puede tener un efecto positivo en quienes nos rodean. Al transformar nuestro diálogo interno, estamos creando un impacto en el mundo, promoviendo un ambiente de apoyo y positividad que se irradia a través de nuestras interacciones diarias.

Estableciendo Rutinas de Desconexión Mental

En un mundo cada vez más conectado, la desconexión mental se ha vuelto una necesidad imperante para la salud emocional y psicológica. La constante exposición a estímulos, la presión laboral, y la sobrecarga informativa pueden generar niveles altos de estrés, ansiedad y agotamiento mental. Por lo tanto, establecer rutinas de desconexión mental se convierte en una herramienta esencial para restaurar nuestro bienestar y mejorar nuestra calidad de vida. En este contexto, desarrollar hábitos que fomenten momentos de desconexión puede ayudarnos a recuperar nuestra paz interior, a ser más productivos y a cultivar una relación más saludable con nosotros mismos y con el entorno.

Una rutina de desconexión mental se refiere a un conjunto de prácticas que incorporamos en nuestra vida diaria para reducir la sobrecarga cognitiva y emocional. Estas rutinas pueden variar desde prácticas de mindfulness hasta actividades recreativas que nos permitan salir del ciclo de pensamientos negativos y estrés. La clave está en encontrar lo que mejor funcione para cada uno y comprometerse a integrar estas prácticas en la vida diaria de manera consistente.

La primera estrategia para establecer una rutina de desconexión mental es la planificación. Al igual que planificamos reuniones o citas importantes, debemos reservar tiempo en nuestro calendario para desconectarnos. Este tiempo debe ser sagrado y no negociable, permitiéndonos alejarnos de las responsabilidades diarias, la tecnología y el ruido del mundo exterior. Al programar estas pausas, les otorgamos la misma importancia que cualquier otra actividad en nuestra vida, lo que ayuda a crear un hábito duradero.

La duración de estas pausas de desconexión puede variar según nuestras necesidades y circunstancias personales. Algunas personas pueden beneficiarse de breves períodos de desconexión durante el día, como diez minutos de meditación o una caminata al aire libre, mientras que otras pueden necesitar bloques de tiempo más largos, como un día completo sin tecnología o un retiro de fin de semana. La clave es ser flexible y estar atentos a lo que realmente necesitamos en cada momento.

Una vez que hayamos establecido un tiempo para la desconexión, es esencial decidir cómo utilizaremos ese tiempo. Una opción popular es la meditación, que ofrece un espacio para calmar la mente y centrar nuestra atención en el presente. La meditación puede adoptar muchas formas, desde prácticas guiadas hasta ejercicios de respiración consciente. Incluso si solo disponemos de unos minutos al día, estos momentos de quietud pueden ayudarnos a reducir el ruido mental y a restablecer nuestra claridad.

El mindfulness, o atención plena, es otra técnica eficaz para la desconexión mental. A través de esta práctica, aprendemos a dirigir nuestra atención a lo que está sucediendo en el momento presente, sin juzgar ni intentar cambiarlo. Esto nos permite soltar pensamientos intrusivos y preocupaciones, centrándonos en las sensaciones físicas, la respiración y el entorno que nos rodea. Integrar prácticas de mindfulness en nuestras rutinas diarias, como durante una caminata o mientras comemos, puede ser una forma poderosa de cultivar la desconexión mental.

Otra estrategia útil es el ejercicio físico. La actividad física no solo beneficia el cuerpo, sino que también juega un papel crucial en la salud mental. Al ejercitarnos, liberamos endorfinas, que son neurotransmisores que generan sensaciones de bienestar. El ejercicio nos ayuda a liberar la tensión acumulada y a desconectar de pensamientos negativos. Ya sea a través de una rutina de gimnasio, una clase de yoga o simplemente un paseo por el parque, incorporar el movimiento a nuestras rutinas diarias es una excelente forma de desconectarse.

La naturaleza tiene un impacto profundo en nuestro bienestar mental. Pasar tiempo al aire libre, rodeados de la belleza natural, puede ayudarnos a restablecer la conexión con nosotros mismos y reducir el estrés. Al establecer rutinas de desconexión mental, incluir momentos para estar en la naturaleza puede ser extremadamente beneficioso. Esto puede ser tan simple como un paseo por un parque cercano, una caminata en un sendero o pasar un fin de semana en un entorno rural. La naturaleza nos ofrece un espacio para recargar energías y reflexionar, alejándonos del bullicio de la vida cotidiana.

Además, es fundamental crear un ambiente propicio para la desconexión mental. Esto implica reducir las distracciones y establecer un espacio dedicado al descanso y la tranquilidad. Si trabajamos desde casa, podemos designar un área específica donde no haya tecnología, ruido o interrupciones. Decorar este espacio con elementos que nos relajen, como plantas, velas o música suave, puede ayudar a crear un refugio personal donde podamos escapar del estrés diario.

El arte y la creatividad son herramientas poderosas para la desconexión mental. Al involucrarnos en actividades creativas, como pintar, dibujar, escribir o tocar un instrumento musical, podemos canalizar nuestras emociones y liberar la mente de pensamientos invasivos. La creatividad nos permite expresarnos de una manera que trasciende las palabras y nos ofrece un espacio para explorar nuestras emociones más profundas. No es necesario ser un experto en arte; lo importante es disfrutar del proceso y permitirnos ser vulnerables y auténticos.

La lectura es otra actividad que puede fomentar la desconexión mental. Sumergirnos en un buen libro nos permite escapar de nuestra realidad y explorar nuevos mundos y perspectivas. La lectura no solo nos distrae de pensamientos negativos, sino que también puede ser una fuente de inspiración y motivación. Al establecer una rutina de lectura diaria, incluso si solo son unos minutos antes de dormir, podemos cultivar un hábito que nos ayude a relajarnos y a desconectarnos de la agitación diaria.

La escritura, ya sea en un diario o mediante la expresión creativa, también puede ser una herramienta poderosa para la desconexión mental. Al plasmar nuestros pensamientos y emociones en papel, podemos liberar la mente de la carga emocional que a menudo llevamos. La escritura nos ofrece una forma de reflexionar sobre nuestras experiencias y de procesar lo que sentimos. Esto no solo ayuda a aclarar nuestra mente, sino que también nos permite reconocer y abordar cualquier problema subyacente que pueda estar afectando nuestro bienestar mental.

El descanso y el sueño adecuado son componentes esenciales de cualquier rutina de desconexión mental. La falta de sueño puede aumentar la ansiedad y afectar nuestra capacidad para enfrentar los desafíos diarios. Por lo tanto, establecer una rutina de sueño saludable es crucial. Esto puede incluir hábitos como crear un ambiente propicio para dormir, establecer horarios regulares de sueño y evitar el uso de dispositivos electrónicos antes de acostarnos. Al priorizar el descanso, podemos mejorar nuestra salud mental y nuestra capacidad para desconectarnos durante el día.

Además, es importante reconocer la influencia de la tecnología en nuestro bienestar mental. Si bien la tecnología puede ser una herramienta valiosa, también puede contribuir a la sobrecarga mental y al estrés. Por lo tanto, es fundamental establecer límites en el uso de dispositivos electrónicos. Esto puede implicar la creación de momentos específicos del día para desconectarnos de las redes sociales y el correo electrónico, o establecer zonas libres de tecnología en casa. Al reducir la exposición a la tecnología, podemos liberar nuestra mente de distracciones y permitirnos disfrutar del momento presente.

El autocuidado es otro aspecto esencial de las rutinas de desconexión mental. Esto implica prestar atención a nuestras necesidades emocionales, físicas y espirituales. El autocuidado puede adoptar muchas formas, desde actividades relajantes como un baño caliente hasta prácticas más activas como la meditación o el yoga. Es importante encontrar lo que resuene con nosotros y hacer de estas actividades una prioridad en nuestra vida diaria. Al cuidar de nosotros mismos, creamos un espacio para la desconexión y la regeneración mental.

La creación de rituales de desconexión también puede ser una forma efectiva de establecer rutinas que promuevan la tranquilidad mental. Estos rituales pueden incluir prácticas simples, como encender una vela al comienzo de una sesión de meditación o realizar ejercicios de respiración antes de dormir. Al incorporar estos rituales en nuestra rutina diaria, podemos señalar a nuestra mente que es momento de desconectar y relajarnos.

La práctica de la gratitud puede ser una poderosa herramienta para la desconexión mental. Al enfocarnos en lo positivo en nuestra vida, cultivamos una mentalidad más optimista que puede reducir el estrés y la ansiedad. Esto se puede lograr mediante la creación de un diario de gratitud, donde anotamos diariamente las cosas por las que estamos agradecidos. Esta práctica nos ayuda a cambiar nuestra perspectiva y a centrarnos en lo que realmente importa, permitiendo que nuestra mente se libere de pensamientos negativos.

La atención plena y la autocompasión son dos conceptos que están interrelacionados y pueden ser de gran ayuda en la creación de rutinas de desconexión mental. La atención plena nos invita a ser conscientes del momento presente sin juzgarlo, mientras que la autocompasión nos permite ser amables con nosotros mismos en momentos de dificultad. Juntas, estas prácticas pueden ayudarnos a aceptar nuestras emociones y pensamientos, permitiéndonos desconectar de la autocrítica y el estrés.

A medida que trabajamos en establecer rutinas de desconexión mental, es importante ser conscientes de los cambios que se producen en nuestra vida. Puede que al principio se sienta incómodo desconectarse, especialmente si estamos acostumbrados a estar constantemente ocupados o conectados. Sin embargo, a medida que nos comprometemos con estas rutinas, es probable que empecemos a notar una mayor claridad mental, una reducción del estrés y una mejora general en nuestro bienestar.

Es fundamental recordar que la desconexión mental no es un destino, sino un viaje continuo. Las rutinas que establezcamos deben ser flexibles y adaptarse a nuestras necesidades cambiantes. A veces, puede que necesitemos más tiempo para desconectar, mientras que en otras ocasiones puede que sintamos que necesitamos menos. La clave es estar en sintonía con nuestras emociones y necesidades, y

ajustar nuestras rutinas en consecuencia.

Además, es posible que algunas rutinas funcionen mejor que otras en diferentes momentos de nuestras vidas. Es importante estar abiertos a experimentar con diferentes prácticas y encontrar lo que realmente resuena con nosotros. Al hacerlo, cultivamos una relación más profunda y significativa con nuestras rutinas de desconexión mental.

La búsqueda de la desconexión mental puede ser un proceso desafiante, especialmente en una cultura que valora la productividad y la conectividad constante. Sin embargo, al comprometernos a establecer rutinas que promuevan la paz mental, estamos invirtiendo en nuestro bienestar a largo plazo. Estas prácticas no solo nos ayudan a reducir el estrés y la ansiedad, sino que también nos permiten reconectarnos con nosotros mismos y con el mundo que nos rodea.

La transformación que puede surgir al establecer rutinas de desconexión mental es profunda y duradera. Al aprender a desconectarnos, creamos espacio para la reflexión, la creatividad y el autocuidado. Estas rutinas se convierten en anclas en nuestra vida diaria, recordándonos que está bien dar un paso atrás y respirar. Al final del día, la desconexión mental no es un lujo, sino una necesidad. Al adoptar estas prácticas, estamos eligiendo priorizar nuestra salud mental y nuestro bienestar emocional, lo que nos permite vivir de manera más plena y auténtica.

Estableciendo Rutinas de Desconexión Mental

Una de las realidades más difíciles de enfrentar en la vida moderna es la constante presión de mantenernos conectados y activos. La incesante llegada de información, las redes sociales, las demandas laborales y las obligaciones personales pueden llevarnos a un estado de agotamiento mental que, si no se aborda, puede tener consecuencias negativas en nuestra salud física y emocional. En este sentido, establecer rutinas de desconexión mental no solo se convierte en una necesidad, sino en una práctica esencial para vivir una vida equilibrada y satisfactoria.

La importancia de la desconexión mental

La desconexión mental implica un alejamiento consciente de las fuentes de estrés, ya sean externas o internas. Este proceso no solo se refiere a la reducción del tiempo frente a pantallas, sino también a la liberación de pensamientos negativos y rumiantes que pueden ocupar nuestra mente. La capacidad de desconectar nos permite cultivar un espacio interior donde podemos reflexionar, recargar energías y conectarnos con nosotros mismos de una manera más profunda.

La necesidad de desconexión mental puede ser especialmente evidente en aquellos momentos en los que nos sentimos abrumados. En lugar de seguir adelante con una mentalidad cargada, detenernos y permitirnos un respiro puede ser el primer paso para restaurar nuestro bienestar. La desconexión mental es un acto de autocuidado que promueve la salud emocional y nos permite enfrentar los desafíos de la vida con mayor resiliencia y claridad.

Identificando las fuentes de estrés

Antes de establecer nuestras rutinas de desconexión mental, es crucial identificar las fuentes de estrés en nuestras vidas. Estas fuentes pueden ser variadas e incluyen:

1. **Exceso de información**: La cantidad de información que consumimos diariamente, ya sea a través de las redes sociales, las noticias o correos electrónicos, puede ser abrumadora. Este flujo constante de información puede contribuir a la sensación de ansiedad y a la falta de concentración.

2. **Demandas laborales**: Las exigencias del trabajo pueden ser una fuente significativa de estrés. La presión para cumplir con plazos, realizar múltiples tareas y mantenerse al día con las expectativas laborales puede agotar nuestra energía mental y emocional.

3. **Relaciones personales**: Las dinámicas en nuestras relaciones personales, ya sea con familiares, amigos o parejas, pueden ser tanto una fuente de apoyo como de estrés. Las tensiones en las relaciones pueden provocar ansiedad y descontento emocional.

4. **Autocrítica**: La forma en que nos hablamos a nosotros mismos puede ser uno de los mayores obstáculos para la desconexión mental. La autocrítica constante puede generar un ciclo de pensamientos negativos que impide el bienestar.

Una vez que hayamos identificado estas fuentes de estrés, podremos trabajar en crear estrategias de desconexión más efectivas y personalizadas. Este reconocimiento es el primer paso para recuperar el control sobre nuestra salud mental y emocional.

Estableciendo un espacio para la desconexión

Un aspecto fundamental en la creación de rutinas de desconexión mental es establecer un espacio específico que facilite este proceso. Este espacio puede ser tanto físico como mental. Aquí hay algunas ideas para crear un entorno propicio para la desconexión:

1. **Zona libre de tecnología**: Designar un área en tu hogar donde no se permita el uso de dispositivos electrónicos puede ser un gran primer paso. Este espacio puede incluir un rincón de lectura, una silla cómoda para meditar o incluso un jardín donde puedas disfrutar del aire libre. La ausencia de distracciones tecnológicas permitirá que tu mente descanse y se recargue.

2. **Decoración y ambiente**: Crear un ambiente que fomente la calma y la relajación puede ser beneficioso. Utiliza colores suaves, iluminación tenue y elementos que te hagan sentir bien. Agregar plantas, aromas agradables o música suave puede ayudar a crear una atmósfera propicia para la desconexión.

3. **Señales de tiempo**: Si trabajas desde casa, considera establecer señales claras para indicar cuándo es momento de desconectar. Por ejemplo, al final de la jornada laboral, apaga tu computadora y coloca un letrero que diga "Tiempo de desconexión". Esto puede ayudar a establecer límites claros entre el trabajo y el tiempo personal.

Incorporando prácticas de mindfulness

El mindfulness, o la atención plena, es una técnica que puede ser extremadamente útil para desconectar la mente. Esta práctica se basa en la idea de prestar atención al momento presente de manera intencional, sin juicio. A continuación, se presentan algunas formas de incorporar el mindfulness en tu rutina diaria:

1. **Meditación**: Dedicar unos minutos al día a la meditación puede ser un regalo poderoso para tu mente. Puedes comenzar con sesiones cortas de cinco a diez minutos y aumentar gradualmente el tiempo a medida que te sientas más cómodo. La meditación puede ser guiada o simplemente centrarte en tu respiración y permitir que tus pensamientos fluyan sin aferrarte a ellos.

2. **Ejercicios de respiración**: La respiración consciente es otra forma de practicar mindfulness. Cuando te sientas abrumado, tómate un momento para cerrar los ojos y concentrarte en tu respiración. Inhala profundamente, sostén el aire por unos segundos y exhala lentamente. Este ejercicio simple puede ayudar a calmar la mente y el cuerpo.

3. **Caminatas conscientes**: Realizar caminatas al aire libre puede ser una excelente manera de practicar mindfulness. Presta atención a las sensaciones de tus pies al tocar el suelo, a los sonidos de la naturaleza y a los olores a tu alrededor. Esta práctica te permitirá conectarte con tu entorno y liberar la mente de preocupaciones.

Estableciendo rutinas de desconexión al final del día

Una parte esencial de las rutinas de desconexión mental es establecer prácticas específicas al final del día que ayuden a liberar la tensión acumulada. Estas prácticas pueden convertirse en rituales nocturnos que preparen tu mente y cuerpo para un sueño reparador. Algunas ideas incluyen:

1. **Desconexión digital**: Establece un horario en el que apagues todos tus dispositivos electrónicos al menos una hora antes de dormir. La luz azul emitida por las pantallas puede interferir con la producción de melatonina, lo que dificulta el sueño. Aprovecha este tiempo para leer un libro,

escuchar música suave o practicar alguna actividad que te relaje.

2. **Ritual de relajación**: Crea un ritual que te ayude a relajarte antes de dormir. Esto puede incluir tomar un baño caliente, practicar estiramientos suaves o realizar ejercicios de respiración. Estos momentos de cuidado personal te ayudarán a dejar atrás las preocupaciones del día y a preparar tu mente para descansar.

3. **Escritura reflexiva**: Llevar un diario puede ser una excelente manera de procesar tus pensamientos y emociones al final del día. Dedica unos minutos a escribir sobre tus experiencias, lo que agradeces y cualquier cosa que te haya preocupado. Esto te permitirá liberar la carga emocional y cerrar el día de manera más tranquila.

El poder del autocuidado

El autocuidado es un componente esencial de cualquier rutina de desconexión mental. Se trata de dedicar tiempo a actividades que nutran tu bienestar físico, emocional y mental. Algunas prácticas de autocuidado que puedes considerar incluyen:

1. **Ejercicio físico regular**: La actividad física no solo beneficia tu cuerpo, sino que también es fundamental para la salud mental. El ejercicio libera endorfinas, que son hormonas que generan sensaciones de felicidad y bienestar. Encuentra una actividad que disfrutes, ya sea correr, practicar yoga o bailar, y hazla parte de tu rutina semanal.

2. **Alimentación consciente**: Prestar atención a lo que comes y cómo lo comes puede impactar directamente en tu bienestar mental. Trata de incorporar alimentos nutritivos en tu dieta y evita el consumo excesivo de

alimentos procesados o azucarados, que pueden afectar tu energía y estado de ánimo.

3. **Conexiones sociales**: Mantener relaciones significativas con amigos y familiares es crucial para la salud mental. Dedica tiempo a socializar y compartir momentos con las personas que te importan. Estas conexiones pueden ofrecerte apoyo emocional y ayudar a reducir la sensación de aislamiento.

Estableciendo límites saludables

El establecimiento de límites saludables es una parte fundamental de la desconexión mental. Esto implica aprender a decir "no" a compromisos que no son beneficiosos para ti y proteger tu tiempo y energía. Algunas estrategias para establecer límites incluyen:

1. **Evaluación de compromisos**: Tómate un tiempo para evaluar tus compromisos actuales. Pregúntate si cada uno de ellos contribuye a tu bienestar o si, por el contrario, te están causando estrés. No dudes en eliminar o delegar responsabilidades que no son esenciales.

2. **Comunicación asertiva**: Aprende a comunicar tus necesidades de manera clara y asertiva. Esto incluye expresar tus límites a amigos, familiares y colegas. Establecer expectativas claras puede ayudarte a mantener tu bienestar y a evitar sobrecargas innecesarias.

3. **Priorizar el tiempo personal**: Reserva tiempo para ti mismo en tu calendario. Este tiempo es sagrado y no debe ser ocupado por otras actividades. Asegúrate de que este espacio esté destinado exclusivamente a la desconexión y al autocuidado.

Manteniendo la flexibilidad y la adaptación

Al establecer rutinas de desconexión mental, es importante recordar que la flexibilidad y la adaptación son clave. La vida puede ser impredecible y, a veces, las rutinas pueden verse alteradas. Es fundamental ser compasivo contigo mismo y permitirte ajustes en tus prácticas de desconexión según las circunstancias. La capacidad de adaptarse a los cambios es un signo de resiliencia y fortaleza.

Además, a medida que avanzamos

en nuestra vida y en nuestro desarrollo personal, nuestras necesidades y prioridades pueden cambiar. Lo que funciona bien en un momento puede no ser igual de efectivo en otro. Mantente abierto a explorar nuevas prácticas y enfoques que se alineen con tu bienestar en diferentes etapas de tu vida.

Creando una comunidad de apoyo

La desconexión mental no tiene por qué ser un proceso solitario. Compartir tus experiencias y aprendizajes con otras personas puede enriquecer tu viaje y ofrecerte apoyo adicional. Considera unirte a grupos o comunidades que promuevan la salud mental y el autocuidado. Estas comunidades pueden proporcionar un espacio seguro para compartir tus desafíos y éxitos, así como para aprender de las experiencias de los demás.

Además, la búsqueda de la desconexión mental puede ser un viaje transformador, tanto a nivel individual como colectivo. Al fomentar un entorno en el que se valore la salud mental y el bienestar, estamos contribuyendo a un cambio cultural que prioriza la calidad de vida sobre la productividad constante.

Celebrando los logros y avances

Finalmente, es importante celebrar tus logros y avances en el camino hacia la desconexión mental. Reconocer tus esfuerzos, por pequeños que sean, es una parte esencial del proceso de autocuidado. Cada vez que estableces una rutina de desconexión, te regalas a ti mismo la oportunidad de vivir con mayor paz y claridad.

La desconexión mental no es un destino final, sino un viaje continuo. A medida que desarrollas estas rutinas y las integras en tu vida diaria, estarás creando un espacio más saludable y equilibrado en el que puedas prosperar. Recuerda que el camino hacia el bienestar mental es un proceso personal y único. Con cada paso que tomas, estás invirtiendo en ti mismo y en tu futuro.

Enfrentando la Ansiedad de la Toma de Decisiones

La vida está llena de decisiones, desde las más triviales, como qué ropa usar o qué comer, hasta las más complejas, como elegir una carrera, decidir si mudarse a otra ciudad o incluso cuándo formar una familia. Cada elección que hacemos tiene el potencial de impactar nuestro futuro, lo que a menudo genera ansiedad y estrés. La ansiedad de la toma de decisiones es un fenómeno común que afecta a muchas personas, y comprenderlo es fundamental para aprender a manejarlo de manera efectiva. En este capítulo, exploraremos las causas de la ansiedad en la toma de decisiones, sus efectos y las estrategias que podemos emplear para enfrentar y superar esta ansiedad.

Entendiendo la ansiedad en la toma de decisiones

La ansiedad relacionada con la toma de decisiones puede surgir por diversas razones. Una de las causas más comunes es el miedo al fracaso. Las personas pueden temer que sus elecciones no sean las correctas y que los resultados no cumplan con sus expectativas. Este miedo puede ser paralizante, impidiendo que las personas tomen decisiones incluso cuando la información y las opciones están disponibles.

Otra fuente de ansiedad es la presión social. Las opiniones de amigos, familiares y colegas pueden influir en nuestras decisiones, a menudo causando confusión y miedo a decepcionar a los demás. La necesidad de conformarse a las expectativas externas puede dificultar la identificación de lo que realmente queremos o necesitamos.

Además, la sobrecarga de información en la era digital puede contribuir a la ansiedad de la toma de decisiones. Con tantas opciones disponibles y una cantidad abrumadora de información en línea, es fácil sentirse perdido y abrumado. Este exceso de información puede generar parálisis por análisis, donde la persona se siente incapaz de tomar una decisión debido a la falta de claridad y la presión de evaluar todas las posibilidades.

Identificando las señales de ansiedad

Es esencial reconocer los síntomas de la ansiedad en la toma de decisiones para abordar el problema de manera efectiva. Algunas señales comunes incluyen:

1. **Dudas constantes**: Preguntarte repetidamente si estás tomando la decisión correcta o si deberías considerar otras opciones puede ser un signo de ansiedad.

2. **Evitación**: Si te encuentras evitando situaciones que requieren decisiones, como la planificación de un viaje o la elección de una carrera, es probable que estés experimentando ansiedad.

3. **Falta de concentración**: La ansiedad puede afectar tu capacidad para concentrarte en otras áreas de tu vida, dificultando la toma de decisiones y generando aún más estrés.

4. **Reacciones físicas**: La ansiedad a menudo se manifiesta físicamente. Puedes experimentar sudoración, palpitaciones, tensión muscular o problemas gastrointestinales cuando te enfrentas a una decisión.

5. **Procrastinación**: Dejar las decisiones para más tarde o procrastinar puede ser un mecanismo de defensa para evitar la ansiedad asociada con la toma de decisiones.

Reconocer estos síntomas es el primer paso para abordar la ansiedad en la toma de decisiones. Una vez que hayas identificado que estás experimentando ansiedad, puedes comenzar a implementar estrategias para manejarla.

Desarrollando la autoconciencia

Una de las claves para enfrentar la ansiedad en la toma de decisiones es desarrollar la autoconciencia. Esto implica reflexionar sobre tus propios pensamientos, emociones y reacciones. La autoconciencia te permite identificar tus patrones de pensamiento y las creencias subyacentes que pueden estar contribuyendo a tu ansiedad. Aquí hay algunas preguntas que puedes hacerte para fomentar la autoconciencia:

1. **¿Qué decisiones me generan más ansiedad?** Identifica las decisiones que te resultan más difíciles de tomar. ¿Son decisiones relacionadas con tu carrera, relaciones o situaciones cotidianas?

2. **¿Cuál es el miedo subyacente?** Reflexiona sobre los miedos que acompañan a estas decisiones. ¿Temes fracasar, decepcionar a otros o perder oportunidades?

3. **¿Qué creencias tengo sobre la toma de decisiones?** Examina tus creencias sobre la toma de decisiones. ¿Crees que debes ser perfecto en cada elección? ¿Sientes que siempre deberías tener la respuesta correcta?

4. **¿Cómo me afecta la presión externa?** Considera cómo las opiniones de los demás influyen en tus decisiones. ¿Sientes que debes complacer a otros en lugar de seguir tus propios deseos?

La autoconciencia es un proceso continuo y requiere tiempo y práctica. Cuanto más comprendas tus propios pensamientos y emociones, más fácil te resultará enfrentar la ansiedad en la toma de decisiones.

Estableciendo un marco de toma de decisiones

Una vez que hayas desarrollado una mayor autoconciencia, es útil establecer un marco de toma de decisiones que te ayude a abordar el proceso de manera más estructurada. Este marco puede incluir los siguientes pasos:

1. **Definir el problema**: Antes de tomar una decisión, es importante definir claramente el problema o la situación que estás enfrentando. ¿Qué es lo que realmente necesitas decidir?

2. **Recopilar información**: Reúne la información necesaria para tomar una decisión informada. Investiga las opciones disponibles y considera los pros y los contras de cada una.

3. **Evaluar las opciones**: Tómate el tiempo para evaluar cada opción. ¿Cuáles son los posibles resultados? ¿Cuáles son los riesgos y beneficios asociados con cada elección?

4. **Tomar la decisión**: Una vez que hayas evaluado tus opciones, es hora de tomar una decisión. Recuerda que no todas las decisiones tienen que ser perfectas; lo importante es avanzar.

5. **Reflexionar sobre la decisión**: Después de tomar una decisión, tómate un momento para reflexionar sobre el proceso. ¿Te sientes satisfecho con la elección que hiciste? ¿Hubo algo que podrías haber hecho de manera diferente?

Al seguir este marco, puedes reducir la ansiedad al proporcionar una estructura clara para la toma de decisiones. Esto también puede ayudarte a sentirte más en control del proceso.

Practicando la tolerancia a la incertidumbre

Una de las principales fuentes de ansiedad en la toma de decisiones es la incertidumbre. En la vida, pocas decisiones vienen con garantías, y aceptar la incertidumbre es fundamental para reducir la ansiedad. Aquí hay algunas estrategias para practicar la tolerancia a la incertidumbre:

1. **Acepta que no puedes controlar todo**: Reconoce que no puedes prever todos los resultados de una decisión. La vida está llena de sorpresas, y algunas situaciones escapan a tu control.

2. **Desafía el pensamiento catastrófico**: A menudo, las personas tienden a pensar en los peores escenarios posibles. Cuando te enfrentes a la incertidumbre, pregúntate: "¿Cuál es la probabilidad real de que esto suceda?" Trata de centrarte en resultados más realistas y positivos.

3. **Enfócate en el presente**: Practica estar en el momento presente. La ansiedad a menudo se alimenta de pensamientos sobre el futuro. Conéctate con lo que está sucediendo ahora y recuerda que no puedes controlar el futuro, solo tus acciones en el presente.

4. **Establece un plan de contingencia**: Si te preocupa una decisión específica, considera elaborar un plan de contingencia. ¿Qué harías si la decisión no produce los resultados que esperabas? Tener un plan puede ayudarte a sentirte más preparado y reducir la ansiedad.

5. **Cree en tu capacidad para adaptarte**: Recuerda que eres capaz de adaptarte a nuevas circunstancias. La vida está en constante cambio, y tu habilidad para adaptarte es una fortaleza. En lugar de temer a la incertidumbre, confía en que puedes manejar lo que venga.

Limitando las opciones

El exceso de opciones puede ser abrumador y contribuir a la ansiedad de la toma de decisiones. En lugar de permitir que la búsqueda de la "mejor" opción te paralice, considera limitar tus opciones. Aquí hay algunas maneras de hacerlo:

1. **Establece criterios claros**: Antes de comenzar a evaluar opciones, establece criterios claros que te ayudarán a tomar decisiones. Por ejemplo, si estás eligiendo una carrera, considera factores como tus intereses, habilidades y metas a largo plazo. Limitarte a un conjunto de criterios puede hacer que la evaluación sea más manejable.

2. **Reduce el número de opciones**: Si es posible, trata de reducir el número de opciones disponibles. Si estás considerando varias opciones de trabajo, selecciona solo las que realmente resuenan contigo y descarta las que no. Esto simplificará el proceso y te ayudará a concentrarte en lo que es más importante.

3. **Establece plazos**: A veces, la presión del tiempo puede ayudar a reducir la ansiedad. Establece un plazo para tomar decisiones y comprométete a seguirlo. Esto puede evitar que te quedes atrapado en la indecisión.

4. **Confía en tus instintos**: En lugar de analizar excesivamente cada opción, a veces es útil confiar en tu intuición. Si una opción te parece más atractiva o te hace sentir más emocionado, considera darle prioridad. Escuchar tus instintos puede ser una guía valiosa.

Cultivando la autocompasión

La autocompasión es una herramienta poderosa para enfrentar la ansiedad en la toma de decisiones. A menudo, somos nuestros críticos más duros, y esto puede intensificar la ansiedad. Practicar la autocompasión implica ser amable y comprensivo contigo mismo en lugar de juzgarte severamente por tus decisiones. Aquí hay algunas formas de cultivar la autocompasión:

1. **Habla contigo mismo con amabilidad**: Cuando te enfrentes a la ansiedad en la toma de decisiones, habla contigo mismo como lo harías con un amigo. Reconoce que la toma de decisiones puede ser

 difícil y que está bien sentirse ansioso.

2. **Permítete cometer errores**: Nadie es perfecto, y es natural cometer errores. En lugar de castigarte por una decisión que no salió como esperabas, permítete aprender de la experiencia y crecer a partir de ella.

3. **Recuerda que todos enfrentan decisiones difíciles**: La toma de decisiones es una parte normal de la vida, y todos enfrentamos momentos de incertidumbre. Reconocer que no estás solo en esta experiencia puede ayudarte a sentirte más apoyado.

4. **Practica el autocuidado**: Cuida de ti mismo durante momentos de ansiedad. Esto puede incluir actividades como hacer ejercicio, meditar, pasar tiempo en la naturaleza o simplemente relajarte. El autocuidado es esencial para mantener un estado mental saludable.

Buscar apoyo externo

No hay nada de malo en buscar apoyo de los demás al enfrentar la ansiedad en la toma de decisiones. Hablar con amigos, familiares o profesionales puede proporcionarte perspectivas valiosas y ayudarte a sentirte menos abrumado. Aquí hay algunas maneras de buscar apoyo:

1. **Habla con amigos y familiares**: Compartir tus pensamientos y sentimientos sobre una decisión con

personas de confianza puede ser liberador. A veces, solo expresar tus inquietudes puede aliviar la carga emocional.

2. **Considera la terapia**: Si la ansiedad en la toma de decisiones está afectando significativamente tu vida, buscar la ayuda de un profesional de la salud mental puede ser beneficioso. Un terapeuta puede proporcionarte herramientas y técnicas específicas para manejar la ansiedad y mejorar tus habilidades de toma de decisiones.

3. **Únete a grupos de apoyo**: Existen grupos de apoyo para personas que luchan con la ansiedad y la toma de decisiones. Unirte a uno de estos grupos puede ofrecerte un sentido de comunidad y apoyo, así como la oportunidad de compartir experiencias con otros.

Practicando la toma de decisiones en situaciones pequeñas

A medida que trabajas en superar la ansiedad de la toma de decisiones, puede ser útil practicar en situaciones pequeñas y cotidianas. Esto te permitirá construir confianza en tus habilidades para tomar decisiones sin la presión de decisiones de vida más significativas. Aquí hay algunas maneras de practicar:

1. **Toma decisiones diarias**: Comienza con decisiones simples, como elegir qué comer para el almuerzo o qué programa ver en la televisión. Cuanto más practiques, más fácil te resultará tomar decisiones en situaciones más complejas.

2. **Establece un "ejercicio de decisiones"**: Dedica un tiempo específico cada semana para practicar la toma de decisiones. Por ejemplo, elige un tema o una situación y escribe todas las opciones disponibles. Evalúa las ventajas y desventajas de cada opción y toma una decisión al respecto.

3. **Celebra tus decisiones**: Después de tomar decisiones, tómate un momento para celebrar tus elecciones, independientemente del resultado. Reconocer tus esfuerzos te motivará a seguir practicando.

4. **Reflexiona sobre el proceso**: Al practicar, reflexiona sobre cómo te sientes al tomar decisiones. ¿Te sientes más seguro? ¿Notas alguna mejora en la ansiedad? Esto te ayudará a identificar lo que funciona para ti.

Afrontando la toma de decisiones con confianza

Con el tiempo y la práctica, puedes aprender a afrontar la toma de decisiones con confianza en lugar de ansiedad. Aquí hay algunas estrategias adicionales que te ayudarán a fortalecer tu confianza:

1. **Visualiza el éxito**: Antes de tomar una decisión, visualiza el resultado positivo. Imagina cómo te sentirás una vez que hayas tomado la decisión y cómo impactará tu vida. Esta visualización puede aumentar tu confianza.

2. **Crea afirmaciones positivas**: Desarrolla afirmaciones que refuercen tu confianza en tu capacidad para tomar decisiones. Frases como "Confío en mi juicio" o "Soy capaz de tomar decisiones acertadas" pueden ser poderosas.

3. **Establece metas realistas**: A medida que enfrentas decisiones más grandes, establece metas realistas en relación con lo que esperas lograr. Las metas te ayudarán a mantenerte enfocado y motivado.

4. **Reconoce el crecimiento personal**: Cada decisión que tomas es una oportunidad para aprender y crecer. Reconoce que el proceso de toma de decisiones es una parte valiosa de tu desarrollo personal.

Reflexionando sobre el viaje

Enfrentar la ansiedad en la toma de decisiones es un viaje continuo que requiere paciencia, práctica y autocompasión. Al comprender las raíces de tu ansiedad, desarrollar la autoconciencia, establecer un marco de toma de decisiones y practicar la tolerancia a la incertidumbre, puedes aprender a navegar el proceso con mayor facilidad.

Recuerda que no estás solo en esta experiencia. Muchas personas enfrentan la ansiedad al tomar decisiones, y hay recursos y apoyo disponibles. Al buscar ayuda y aplicar estrategias efectivas, puedes transformar la ansiedad en una oportunidad para crecer y tomar decisiones informadas que estén alineadas con tus valores y metas.

La toma de decisiones es una parte integral de la vida y, al enfrentar la ansiedad que a menudo la acompaña, puedes avanzar hacia un futuro más seguro y satisfactorio. En lugar de permitir que la ansiedad te paralice, elige adoptar un enfoque proactivo y valiente en la toma de decisiones. Con el tiempo, te darás cuenta de que eres capaz de tomar decisiones que reflejan tus deseos y aspiraciones, lo que te permitirá vivir una vida más auténtica y plena.

Construyendo una Vida con Menos Estrés y Más Paz Interior

El estrés es una experiencia común en la vida moderna, pero no tiene que definir nuestra existencia. Con frecuencia, nos encontramos atrapados en un ciclo de demandas laborales, responsabilidades familiares y presiones sociales que pueden llevarnos a un estado de ansiedad y tensión constante. Sin embargo, es posible construir una vida con menos estrés y más paz interior. Para lograrlo, es esencial adoptar una serie de estrategias y prácticas que nos permitan afrontar las adversidades con calma y claridad. Este proceso requiere autoconocimiento, disciplina y la disposición de priorizar nuestro bienestar emocional y mental.

Una de las claves para reducir el estrés es comprender sus raíces. El estrés no solo proviene de situaciones externas, como la presión en el trabajo o los conflictos interpersonales, sino que también está profundamente arraigado en cómo interpretamos y respondemos a estas situaciones. Nuestro estado mental juega un papel crucial en la forma en que experimentamos el estrés. Por lo tanto, es fundamental desarrollar una mentalidad que fomente la paz interior. Esto comienza por cuestionar nuestras creencias y patrones de pensamiento. Muchas veces, nos encontramos atrapados en pensamientos negativos que alimentan nuestra ansiedad. Aprender a reconocer estos pensamientos y desafiarlos es el primer paso hacia la construcción de una vida más tranquila.

Una práctica efectiva es la atención plena o mindfulness. Esta técnica consiste en estar presente en el momento actual, observando nuestros pensamientos y emociones sin juzgarlos. Al practicar la atención plena, podemos aprender a distanciarnos de las preocupaciones cotidianas y desarrollar una mayor comprensión de nosotros mismos. La atención plena nos enseña a aceptar las cosas como son, en lugar de luchar contra la realidad o dejar que las preocupaciones nos consuman. Existen diversas formas de practicar la atención plena, como la meditación, la respiración consciente y la observación del entorno. Dedicar unos minutos al día a esta práctica puede marcar una gran diferencia en nuestra percepción del estrés y nuestra capacidad para afrontarlo.

Otra estrategia importante para construir una vida con menos estrés es establecer límites saludables. A menudo, nos sentimos abrumados porque asumimos demasiadas responsabilidades o nos dejamos llevar por las expectativas de los demás. Aprender a decir "no" y establecer límites claros es fundamental para proteger nuestro tiempo y energía. Esto puede implicar rechazar compromisos sociales que no nos interesan, delegar tareas en el trabajo o simplemente tomarnos un tiempo para nosotros mismos. Establecer límites saludables no solo reduce el estrés, sino que también nos ayuda a priorizar lo que realmente importa en nuestras vidas. Al enfocarnos en nuestras propias necesidades y deseos, podemos cultivar una mayor satisfacción y felicidad.

La gestión del tiempo es otro aspecto crucial para reducir el estrés. A menudo, el estrés se origina en la sensación de que no tenemos suficiente tiempo para cumplir con nuestras responsabilidades. Para combatir esta sensación, es útil implementar técnicas de gestión del tiempo que nos permitan organizarnos de manera más eficiente. Una estrategia efectiva es la planificación anticipada. Dedicar unos minutos cada día o semana para organizar nuestras tareas y compromisos puede ayudarnos a tener una visión clara de lo que debemos hacer y cuándo. Además, es esencial ser realistas sobre lo que podemos lograr en un día. Al establecer metas alcanzables y priorizar nuestras tareas, podemos evitar la sobrecarga y la frustración que conlleva un exceso de compromisos.

La práctica de la gratitud también es fundamental en el camino hacia una vida con menos estrés. Al centrarnos en lo positivo en lugar de lo negativo, podemos cambiar nuestra perspectiva y reducir la ansiedad. Mantener un diario de gratitud, donde anotemos las cosas por las que estamos agradecidos cada día, nos ayuda a cultivar un enfoque más optimista. Esta práctica nos recuerda que, a pesar de los desafíos que enfrentamos, siempre hay aspectos positivos en nuestra vida que merecen ser reconocidos y celebrados.

Además, es esencial cuidar de nuestro bienestar físico para reducir el estrés. La conexión entre la mente y el cuerpo es poderosa, y nuestra salud física tiene un impacto directo en nuestra salud mental. Incorporar hábitos saludables, como una alimentación equilibrada, ejercicio regular y un sueño adecuado, puede contribuir significativamente a nuestra paz interior. El ejercicio, en particular, es un excelente liberador de estrés. La actividad física no solo libera endorfinas, que son hormonas que mejoran nuestro estado de ánimo, sino que también nos permite canalizar la tensión acumulada en el cuerpo. Encontrar una forma de ejercicio que disfrutemos, ya sea caminar, nadar, practicar yoga o cualquier otra actividad, puede ser una herramienta efectiva para combatir el estrés.

El sueño es otro aspecto crítico que a menudo se pasa por alto en la búsqueda de la paz interior. La falta de sueño puede intensificar la ansiedad y la irritabilidad, lo que a su vez puede generar un ciclo de estrés. Establecer una rutina de sueño saludable, que incluya horarios regulares para acostarse y despertarse, así como un ambiente propicio para dormir, es esencial para mejorar nuestra calidad de vida. Además, es importante evitar la sobrecarga de estímulos antes de dormir, como el uso excesivo de dispositivos electrónicos, que pueden interferir en nuestra capacidad para relajarnos y descansar adecuadamente.

La conexión social también desempeña un papel crucial en nuestra paz interior. Mantener relaciones significativas y de apoyo puede ser un poderoso antídoto contra el estrés. Al rodearnos de personas que nos apoyan y comprenden, podemos compartir nuestras preocupaciones y recibir perspectivas valiosas. No obstante, es igualmente importante evaluar nuestras relaciones y alejarnos de aquellas que son tóxicas o perjudiciales. Las relaciones negativas pueden aumentar el estrés y afectar nuestra salud mental, por lo que es fundamental cultivar conexiones que nutran nuestro bienestar.

El autocuidado es otra herramienta esencial en la construcción de una vida con menos estrés. Esto implica dedicar tiempo a actividades que nos brinden placer y relajación. Ya sea leer un libro, disfrutar de un baño caliente, practicar un hobby o simplemente pasar tiempo en la naturaleza, el autocuidado es una forma de recargar nuestras energías y restaurar nuestra paz interior. Establecer un tiempo para el autocuidado no es un lujo, sino una necesidad. En un mundo que a menudo nos empuja a ser productivos y a cumplir con múltiples responsabilidades, es esencial recordar que cuidar de nosotros mismos es fundamental para nuestro bienestar general.

La aceptación es una práctica poderosa en el camino hacia la paz interior. A menudo, el estrés surge de nuestra resistencia a las circunstancias de la vida. Aprender a aceptar lo que no podemos cambiar y a soltar la necesidad de controlar todo nos permite vivir con más tranquilidad. La aceptación no significa resignación, sino reconocer la realidad y encontrar la manera de avanzar desde ese punto. Esto puede incluir la práctica de la compasión hacia nosotros mismos y hacia los demás. Ser compasivos nos permite ver que todos enfrentamos luchas y que no estamos solos en nuestras experiencias.

La espiritualidad también puede ser un camino hacia una vida con menos estrés. Ya sea a través de la meditación, la oración o la conexión con la naturaleza, explorar nuestra espiritualidad nos permite encontrar un sentido más profundo de propósito y conexión. La espiritualidad nos invita a mirar más allá de las circunstancias inmediatas y a cultivar una perspectiva más amplia sobre la vida. Esto puede proporcionar un sentido de paz y calma en medio de las tormentas.

El arte de la relajación es otra habilidad que se puede desarrollar para construir una vida con menos estrés. Existen diversas técnicas de relajación que pueden ayudarnos a reducir la tensión y promover la calma. Estas incluyen la respiración profunda, la visualización y la relajación muscular progresiva. Aprender a incorporar estas técnicas en nuestra rutina diaria puede ser un recurso valioso para gestionar el estrés en momentos de alta presión.

La práctica de la simplicidad también puede contribuir a una vida más pacífica. A menudo, el estrés surge de la acumulación de cosas, responsabilidades y expectativas. Adoptar un enfoque más simple, tanto en nuestro entorno físico como en nuestras vidas, nos permite liberar espacio y energía para lo que realmente importa. Esto puede implicar deshacerse de pertenencias innecesarias, reducir el tiempo en redes sociales o simplificar nuestra agenda diaria. Al hacer espacio para lo esencial, podemos encontrar una mayor claridad y tranquilidad en nuestras vidas.

Además, es fundamental cultivar una mentalidad de aprendizaje. A medida que enfrentamos los desafíos de la vida, es importante recordar que cada experiencia es una oportunidad para aprender y crecer. Adoptar esta mentalidad nos permite ver los obstáculos como lecciones en lugar de cargas. Al cambiar nuestra perspectiva, podemos encontrar un sentido de propósito y significado incluso en momentos difíciles.

El poder de la risa y la alegría no debe subestimarse en la búsqueda de una vida con menos estrés. La risa no solo libera endorfinas, sino que también crea conexiones sociales y nos recuerda la importancia de disfrutar el presente. Dedicar tiempo a actividades que nos hagan reír y sonreír, ya sea viendo una comedia, compartiendo momentos con amigos o participando en actividades lúdicas, puede ser un antídoto poderoso contra el estrés.

Finalmente, es importante recordar que construir una vida con menos estrés y más paz interior es un proceso continuo. No hay una solución mágica que elimine el estrés por completo, pero a medida que incorporamos estas prácticas y estrategias en nuestra vida diaria, podemos cultivar un sentido más profundo de calma y equilibrio. La clave está en ser pacientes con nosotros mismos y reconocer que el cambio lleva tiempo. Cada pequeño paso que tomamos hacia una vida más tranquila es un paso hacia nuestro bienestar.

En última instancia, la construcción de una vida con menos estrés y más paz interior no solo nos beneficia a nosotros, sino también a quienes nos rodean. Al encontrar la calma en nuestras vidas, nos volvemos más capaces de ofrecer apoyo y amor a los demás. La paz interior se contagia, y al cultivar este estado mental, contribuimos a crear un entorno más armon

ioso para todos. El viaje hacia una vida con menos estrés es un regalo que nos hacemos a nosotros mismos y a los demás, un viaje que vale la pena emprender en cada momento.

Hola!

Agradecimientos

Quiero expresar mi más sincero agradecimiento a Cristina, cuyo apoyo y motivación han sido fundamentales en este proceso. A todos los lectores, les deseo lo mejor en su camino hacia el crecimiento personal y la paz interior. Si este contenido les ha resonado y les ha sido útil, les agradecería enormemente que dejaran una reseña en Amazon. Sus palabras no solo son una valiosa retroalimentación, sino que también me ayudan a llegar a más personas. ¡Gracias por ser parte de este viaje!

¡Consejos finales!

Para aplicar lo aprendido en este libro y llevar una vida más equilibrada y plena, es fundamental tener en cuenta varios consejos prácticos que te ayudarán a integrar los conceptos de crecimiento personal, bienestar mental y emocional en tu día a día. Estos consejos están diseñados para ser sencillos y accesibles, permitiéndote crear cambios significativos sin abrumarte.

Primero, es esencial que establezcas un compromiso contigo mismo. La transformación personal comienza con la decisión de dedicar tiempo y esfuerzo a tu propio bienestar. Esto significa reservar momentos específicos en tu agenda para trabajar en las herramientas y prácticas que has aprendido. No subestimes el poder de la consistencia; pequeños esfuerzos diarios pueden llevar a grandes cambios a lo largo del tiempo. Al crear una rutina que incluya actividades de cuidado personal, como la meditación, el ejercicio físico y la escritura reflexiva, te permitirás estar más presente y consciente de tus pensamientos y emociones.

Una de las herramientas más poderosas que se mencionaron en el libro es el diálogo interno positivo. Es fundamental que empieces a observar tus pensamientos con un sentido de curiosidad y compasión. Cuando notes un pensamiento negativo, en lugar de juzgarte, pregúntate si esa idea es realmente cierta o útil. Practica reemplazar esos pensamientos limitantes con afirmaciones positivas que reflejen tus valores y aspiraciones. Por ejemplo, si te descubres pensando "no soy lo suficientemente bueno", intenta cambiarlo por "estoy en un proceso de crecimiento y soy capaz de lograr mis objetivos". Esto no solo ayuda a cambiar tu perspectiva, sino que también refuerza la idea de que mereces amor y éxito.

Incorpora ejercicios de respiración y relajación en tu vida diaria. Puedes comenzar con unos minutos cada día, donde te sientes en un lugar tranquilo y te enfoques en tu respiración. Practicar técnicas como la respiración abdominal o la respiración 4-7-8 puede ayudar a calmar la mente y reducir la ansiedad. A medida que te sientas más cómodo con estas prácticas, podrás utilizarlas en momentos de estrés o incertidumbre, como antes de una reunión importante o al enfrentar una decisión difícil.

Es importante también crear espacios de desconexión mental en tu rutina. La sobrecarga de información y la constante conexión a dispositivos digitales pueden aumentar el estrés y la ansiedad. Establece momentos específicos durante el día para desconectarte de las pantallas y las redes sociales. Aprovecha este tiempo para disfrutar de actividades que te llenen, como leer un libro, dar un paseo en la naturaleza, practicar un hobby o simplemente estar presente en el momento. Esto te permitirá recargar energías y regresar a tus tareas con una mente más clara y enfocada.

Cuando enfrentes decisiones difíciles, recuerda que es natural sentir ansiedad. En lugar de evitar el proceso de toma de decisiones, enfrenta tus miedos con valentía. Toma un tiempo para reflexionar sobre las opciones que tienes y evalúa las posibles consecuencias de cada una. Puedes hacer una lista de pros y contras, o hablar con alguien de confianza que pueda ofrecerte una perspectiva diferente. A menudo, compartir tus inquietudes puede reducir la carga emocional y hacer que las decisiones parezcan más manejables.

Construir una vida con menos estrés también implica aprender a decir "no". A veces, sentimos la presión de complacer a los demás o de asumir más responsabilidades de las que realmente podemos manejar. Aprender a establecer límites es crucial para proteger tu bienestar mental y emocional. Reconoce tus límites y comunícalos con claridad. Al hacerlo, no solo te cuidas a ti mismo, sino que también modelas un comportamiento saludable para quienes te rodean.

La práctica de la gratitud puede ser un complemento poderoso para reducir el estrés y aumentar la paz interior. Tómate un momento cada día para reflexionar sobre las cosas por las que estás agradecido. Puedes llevar un diario de gratitud donde anotes tres cosas positivas que hayan ocurrido cada día. Este simple ejercicio te ayudará a cambiar el enfoque de lo negativo a lo positivo, y te recordará que siempre hay luz incluso en los momentos oscuros.

Además, considera la posibilidad de buscar apoyo profesional si sientes que necesitas ayuda adicional. No hay vergüenza en pedir ayuda; a veces, un terapeuta o un coach puede ofrecerte las herramientas y estrategias que necesitas para avanzar en tu camino hacia el bienestar. No dudes en explorar diferentes enfoques, como la terapia cognitivo-conductual, la terapia de aceptación y compromiso o incluso grupos de apoyo, según lo que resuene contigo.

Establecer una red de apoyo también es fundamental. Rodéate de personas que compartan tus valores y que te inspiren a ser la mejor versión de ti mismo. Comparte tus metas y desafíos con amigos o familiares de confianza, y no dudes en pedir apoyo cuando lo necesites. La conexión social es un factor clave en la salud mental y emocional, y tener a alguien con quien compartir tus pensamientos y sentimientos puede hacer una gran diferencia.

Por último, recuerda que el camino hacia una vida con menos estrés y más paz interior es un proceso. No te presiones para lograr cambios instantáneos; en su lugar, celebra cada pequeño paso que tomes hacia el crecimiento personal. La autoaceptación y la autocompasión son cruciales en este viaje. Permítete experimentar altibajos, y recuerda que cada desafío es una oportunidad para aprender y crecer.

Con el tiempo, al aplicar estos consejos y practicar las herramientas que has aprendido, comenzarás a notar una transformación en tu vida. La paz interior se convierte en una realidad alcanzable y el estrés se maneja con mayor facilidad. Lo importante es que te comprometas contigo mismo y te permitas disfrutar del proceso. Tu bienestar es una prioridad y cada esfuerzo que realices contribuirá a construir la vida que deseas.

www.ingramcontent.com/pod-product-compliance
Lightning Source LLC
Chambersburg PA
CBHW071517220526
45472CB00003B/1053